心中有阳光，脚下有力量

——习近平

LEADERS' MENTAL
CAPACITY
IMPROVEMENT

领导干部
心理能力提升

中共深圳市委党校　编著

社会科学文献出版社
SOCIAL SCIENCES ACADEMIC PRESS (CHINA)

编 委 会

主　编　郑秀玉
副主编　张小梨　陶卫平　龚建华
编　委　徐晓迪　杨　华　刘书含
　　　　金　玲　谢卫红

前　言

"心中有阳光，脚下有力量"。领导干部心理健康，是领导干部素质健全和全面发展的重要标志。党的十八大以来，习近平总书记高度重视领导干部心理健康问题，提出"领导干部要淡泊名利、保持良好的心态"，要求"对干部政治上激励、工作上支持、待遇上保障、心理上关怀"，把关心关爱干部、关注干部身心健康、提高干部心理素质、加强干部心理健康服务，作为党的干部工作的一项重要任务。

当前，我国正处在"两个一百年"的历史交汇期，深化改革、加快发展、促进稳定的任务非常繁重艰巨，特别是如何打赢防范化解重大风险、精准脱贫、污染防治三大攻坚战，如何全面深化供给侧结构性改革，如何在疫情防控常态化情况下推进经济社会健康协调发展，等等，既迫切需要领导干部增强责任意识、担当意识、机遇意识和风险意识，锐意进取、攻坚克难、埋头苦干，也迫切需要领导干部自我爱惜、自我调适、自我保护，始终保持趋正向善、积极乐观、愈挫愈奋的健康心态。

领导干部作为一个特殊群体，对社会管理和社会服务负有特殊的责任，但他们也和普通人一样会遇到心理健康问题。总体上看，领导干部的心理是健康的，心理素质是好的，但也要看到，少数领导干部存在心理状况与当前的形势任务不适应的问题，有的出现心理压力过大、情绪不稳定的现象，有的容易陷入厌烦和困顿的状况，有的甚至发生由心理问题导致的严重焦虑、抑郁等。领导干部只有保持阳光明澈、健朗豁达、磊落坦荡、淡定从容、平和自然的健康心态，才能扩大自身的亲和力和感染力，才能增强群众的凝聚力和向心力。由此可见，关注领导干部的心理问题，既是迫切需要解决的重要现实问题，更是新时代干部队伍管理的题中应有之义。

"遇到挫折时帮一把、失落失意时拉一把、受到排挤时挺一把"。各级党校在为领导干部提供心理服务方面具有天然的平台优势、资源优势和师资优势，近年来深圳市委党校聚焦领导干部心理健康这一课题，把心理能力概念引入干部教育培训领域，在领导干部心理能力提升方面开展了一系列有益的探索。通过建设心理能力提升中心、开发心理能力课程体系、开展心理能力专题培训等举措，搭建起领导干部心理能力提升的服务平台，有效保证心理服务的供给质量和效能，在为领导干部缓解心理压力、纾解心理困扰、增强心理活力等方面发挥了积极作用。为此，深圳市委党校坚持实践经验和理论探索有机结合，精心编写了《领导干部心理能力提升》一书。该书源于党校教学实践，侧重从领导干部心理健康测定、心理问题调适、心理压力分析、积极情绪培养、良好人际关系构建、健康行为养成、自身修养锤炼等方面分析问题、提出方法，具有很强的针对性、实用性和操作性，为领导干部心理能力培训拓展教学资源，为各级党组织关爱、服务、管理干部队伍提供科学指引。

　　站在深圳经济特区建立 40 周年的新起点，我们要认真贯彻落实习近平新时代中国特色社会主义思想和新时代党的组织路线，真情关心关爱广大干部，不断加强干部心理能力培训，有效提升干部心理健康素养，切实为粤港澳大湾区和中国特色社会主义先行示范区建设提供坚强的组织保证。

目　录

领导干部的
心理健康

　　当前，国际社会复杂多变，全球性经济危机与社会危机叠加存在，国际政治社会秩序面临深刻调整。国内发展需要进一步深化，在全面建成小康社会、决战脱贫攻坚时期，需要进一步加强党的干部队伍自身建设，不仅包括思想建设、作风建设、组织纪律建设，还应当包括心理能力建设。把心理能力纳入党的干部队伍自身建设中，对于增强党的凝聚力与战斗力，激发各级领导干部心理活力，营造风清气正的良好政治生态环境至关重要。同时，进一步培养领导干部面对繁杂的社会情况、工作任务，抗击困难和压力的能力，在科学理论的指导下及时疏导和化解领导干部的心理压力，使其不断地提高自己、完善自己，经受住各种考验，逐步培养健康的心理。本章分为心理健康概述、领导干部心理健康的重要性、领导干部的心理健康问题和领导干部心理健康的培养四个部分进行阐述，主要内容包括心理健康对领导干部的意义、判断领导干部心理素质状况的基本方法、领导干部常见的心理健康问题、正确对待心理健康问题等方面。

第一节　心理健康概述

一　含义

（一）定义

"心理健康"的概念是个"舶来品"，1843 年美国精神病学家威廉·斯惠特撰写了世界第一部心理健康的专著，明确提出了"心理健康"一词。1906 年，克劳斯登正式出版《心理健康》一书，此名遂被正式采用。

心理健康可以定义为：能采取积极有益的措施，不断调整人们的不良情绪与行为，达到适应当前社会发展环境的一种心理状态。

从广义上讲，心理健康是指一种高效而满意的持续的心理状态。在这种状态下，人能做出良好的反应，具有生命活力，而且能充分发挥其身心潜能。从狭义上讲，心理健康是指人的心理活动和社会适应良好的一种状态，是人的基本心理活动协调一致的过程，即认知、情感、行为和人格的完整协调。心理健康包含生理、心理、社会行为和道德四个方面的意义。

从生理上看，心理健康的个人其身体状况特别是中枢神经系统应当没有疾病，其功能在正常范围之内，没有不健康的体质遗传和表现。

从心理上看，心理健康的个人对自我必然持肯定的态度，能自我认知，明确认识自己的潜能、优点和缺点，并发展自我；其认知系统和环境适应系统能保持正常、有效的运作；在发展自我的同时，融洽的人际关系也得到发展；现实中的自我，既能顾及生理需求，也能顾及社会道德的要求，能面对现实问题，积极调适，有良好的心理适应能力。

从社会行为上看，心理健康的个人能有效地适应社会环境，能妥善地处理人际关系，其行为符合生活环境中文化的常规而不是离奇古怪的，所扮演的角色符合社会要求，与社会保持良好的接触，并能为社会做出贡献。

从道德上看，健康的心理与人的思想品德的关系十分密切，而这种关系集中体现在健康人格与思想品德的相互促进、相互联系之中。

（二）标准

1. 国际标准

就心理健康的标准，国外的心理学家做了大量的研究，提出了各种不同的观点。其中，较有代表性的是美国马斯洛等人提出的十条标准。在第三届国际心理卫生大会上，为心理健康提出的定义是："所谓心理健康是指在身体上、智能上以及情感上与他人的心理健康不相矛盾的范围内，将个人心境发展为最佳的状态。"具体标志是：身体、智力情绪十分协调；适应环境，人际关系良好；有幸福感；在生活、工作中，能充分发挥自己的能力，有效率感。

2. 我国标准

在参考国外学者研究成果基础上，结合我们国家的具体情况，王登峰在《心理卫生学》一书中给出了心理健康的标准或特征，即"心理健康是个体在良好的生理状态基础上的自我和谐及与外部社会环境的和谐，以及所表现出的个体的主观幸福感"。这一定义的核心是把心理健康看作个体的一种主观体验，是身心和谐的结果。主观幸福感是心理健康的最终表现，也是个体良好的生理状态以及个体内部和外部和谐的结果。因此，不同的个体达到心理健康状态的途径可以是多种多样的。一般来说，个体如果生理状态良好，并且有着良好的个人适应和社会适应能力，就一定会达到主观幸福感。但并非满足了所有条件之后个体才会产生主观幸福感，有的人可能存在明显的社会适应不良，如果他在主观上认识到了这一问题，并且能保持内心的和谐，那么他仍然是心理健康的。心理健康最重要的标准有以下几个方面。

（1）自我意识明确

自我意识是人的意识发展的高级阶段，是个体对自己的认识和评价。这反映了个人对自己的态度，个人能在与现实环境的关系中认识自己，为自己准确定位。心理健康的人，有明确的自我意识，了解自己的优点、缺点及各方面的条件，能客观评价自己，做力所能及的事，能根据自己的认识和评价来控制、调节自己的行为，使个体和环境保持和谐，增加成功的机会。

（2）良好的生理状态

良好的生理状态对心理健康的影响主要表现为以下四个方面。

第一，个体的遗传、生物化学等因素会影响到对生活中应激压力的敏感程度。一般认为，脑损伤或其他生物躯体性损害，可能不是所有心理卫生问题的直接原因。应激反应和不良早期经历、个人内心矛盾冲突、适应不良性习惯等都可能诱发心理疾病。但是这种情况只是具有易感或脆弱素质的人才会出现。对于有心理障碍的人来讲，通常除了可找到他们的直接精神刺激因素，往往也发现其有脑损伤或其他神经系统缺陷的情况。如果找不到，则需要去寻找躯体与大脑方面潜在的缺陷性结构，以及功能方面的素质因素。

第二，躯体需要的能量缺乏（如缺乏休息、睡眠、饮食等）也会降低对应激事件的抵抗力。通过对志愿者的实验研究表明，睡眠被剥夺 72～98 小时之后，心理障碍的出现会随着睡眠被剥夺时间的增加而增加，包括时间、地点定向困难，出现躁狂和幻觉，以及个人解体感等。伯格（Berger）曾总结说："至少我们可以肯定一件事……要想不发疯就必须得睡觉。"

第三，智力正常。这是人正常生活的最基本的心理条件，是心理健康的核心标准。智力以思维为核心，包括观察力、记忆力、思维力等，凡是在智力正态分布线之内以及能对日常生活做出正常反应的智力正常者均应属于心理健康的人。

第四，躯体残疾也是心理健康的重要影响因素。尽管躯体残疾与心理健康并无直接的关系，很多躯体残障的人通过努力不仅可以发挥正常的躯体功能，而且能够保持良好的精神状态和旺盛的生命力。但总体来讲，存在躯体残障的人要达到心理健康的水平，他们要比普通人付出更大的努力。

虽然健康的体魄是心理健康的必要条件，但生理健康主要还是表现为体力和精力充沛。这是一个基础条件，并不等于说有身体疾病的人、有身体残疾的人就不能达到心理健康，但至少有一点是可以肯定的，那就是有身体疾病、有身体残疾的人，他们要达到心理健康，就要比健全的人付出更多的努力。例如，有些人虽然得了癌症，但非常积极乐观，这样的人，也是心理健康的。

（3）个体的内心和谐

个体内心和谐的含义是非常广泛的，包括内在动机和需要之间的和谐，对自我的认识和接受，对现实的认识和接受，以及人格的完善与和谐等。

首先，个体的动机和需要与过去历史、对现实的认识以及对未来的期望密切相关。心理健康的人能够从过去的经验中汲取精华以策划未来。他们很重视现在，并且有能力预期即将来临的困难而设法事先解决，因此他们能够平衡过去、现在和未来的比重，并对生命做出最好的利用。要达到这一目标，个体需要具备从经验中学习的能力，也能原谅自己的错误，并努力在下次改善。他们重视追求未来，一方面生活理想和目标能切合实际，另一方面也不会因过分投入而牺牲自己和朋友的相处或家庭生活，他们依然能够享受现在和达到目标的过程。他们能协调与控制情绪，心境良好，并能适度地表达和控制自己的情绪。心理健康的人能够健康地体验各种情绪，无论是积极情绪还是消极情绪。心理健康的人心胸开阔，情绪稳定并乐观，能面向未来，热爱生活，积极向上，对未来充满信心，遇到困难能够自我战胜，善于从不良的情绪中调整过来。健康地体验情绪有两个显著的特点：一是情绪体验真实而实际，是在个体对环境的真实感知基础上自然产生的，而且能够如实地感受到。二是能够对情绪进行恰如其分的控制，他们不会因生气而做出冲动行为，也不会因难过而无法完成日常的例行事务。

其次，妥善处理冲突和选择。心理冲突的产生往往发生于难以选择的情境。这种冲突情境在很多情况下都会对个体的心理和躯体健康产生不良的影响。例如，如果一个人对某人很不满，但又不想得罪对方，不能直接表达自己的负面情绪，这时就处于一种心理冲突状态。而大量的临床研究表明，一个人如果长期不能表达自己的愤怒和攻击情绪，就会对他的身体和心理健康产生消极的影响。

（4）与外部的和谐

心理健康的人不仅能够保持内心的和谐，也能够与外界保持和谐，两者是相互依存的。与外部保持和谐需要做到以下几点。

第一，与外部和谐的核心是人际关系的和谐，和谐的人际关系对心理健康极为重要。心理健康的人，总是善于和他人交往，并能和多数人建立良好的人际关系。在与人交往中，能保持独立而完整的人格，不卑不亢，既不狂妄自大，也不退缩畏惧，能够欣赏他人，严于律己，宽以待人，其积极态度多于消极态度。他们能够保持适当和良好的人际关系；能够在集体允许的前提下，有限度地发挥自己的个性；能够在社会规范的范围内，适度地满足自己的需求。他们并非利用别人来达到自己的目的，而是希望朋友间能彼此信任和喜欢，也希望尽自己的努力去帮助别人，将关系建立在互惠的基础上。心理健康的人也善于建立比较密切的关系，而不是泛泛之交。他们不一定有很多朋友，但可以与亲近的人维持密切关系，共同分享和分担生活中的喜怒哀乐。

第二，热爱生活，乐于工作。心理健康的人一般都从事自己喜欢的有意义的工作。从事有意义的工作对心理健康的影响是显而易见的，而且已经引起了研究者越来越多的注意。弗洛伊德指出，有能力从事生产性的工作是一项有益于健康的人格特质。埃里克森（Erikson）与新精神分析学派的人也认为，对工作的投入能使人获得成就感和提高自我价值感，相当有利于心理健康。

第三，心理行为符合年龄特征。心理健康的人应具有与同年龄多数人相符合的心理行为特征，如果一个人的心理行为经常严重偏离自己的年龄特征，自然会与周围环境发生冲突，不能适应环境要求。这一般都是心理不健康的表现。

实际上，外部和谐就是我们自己作为一个独立的个体，跟我们之外的人和环境的和谐。因此我们知道，这里主要指人际关系，也就是人际关系的和谐。中国人的人际关系我们大致可以分成三大类：第一类是工作关系，我们和我们的上级、同事、下属，和我们的工作对象都要建立和保持良好的人际关系，这种人际交往就属于工作关系。第二类是朋友关系，建立朋友关系的人可能不是我们的家庭成员，也不是我们的工作同事，但是我们的朋友。第三类是亲密的人际关系，也就是我们通常说的家庭关系。这个家庭关系包括两大类，一类是亲子关系，就是有血缘关系的，和父母的关系，和子女的关系，都是亲子关系；还有一类是横向的情感联系，就是夫妻关系。这三类人际关系基本上涵盖了我们所有的人际交往，心理健康的人在处理各种人际关系时能达到人际关系的和谐。

（5）主观幸福感

心理健康的核心表现就是个体的主观幸福感。对自己满意，对自己的工作满意，对人际关系满意，而且这些积极感受是建立在对自己、他人、环境的客观认识的基础之上的。幸福感在现代人的整个生活中好像离我们越来越远了，幸福感和我们的身份、地位、工作、住房等，都好像没有太直接的关系。

（6）适应环境

能否适应环境的变化是判断一个人心理是否健康的重要基础。

心理健康的人，能正确认识环境，并随环境的改变及时调整自己。处理好个人和环境的关系，能了解各种社会规范，并自觉地用这些规范来约束自己，使自己的行为符合社会规范的要求。以积极的处世态度，与社会广泛接触，顺应社会的变革，与社会发展同步。

二 心理健康对领导干部的意义

心理健康已成为当代人越来越关心的问题，领导干部身处组织核心，其繁重的工作任务和所肩负的重大责任，都要求其心理健康。

首先，心理健康是健康的重要组成部分。据世界卫生组织定义，人的全面健康包括生理健康和心理健康两个方面。这两个方面密切相关，互相依存，生理健康是心理健康的前提和基础，心理健康是生理健康的动力和保证。领导干部只有具备心理健康的基本条件，才能保证人体的全面健康，才能维护身体功能的协调稳定，免除各种情绪压力。

其次，只有心理健康，才能适应领导环境。今天领导干部所面对的领导环境是十分复杂的。国际国内的各种矛盾错综复杂，给领导者工作带来巨大的困难。心理不健康的人，往往会在这样的压力面前惊慌失措，一筹莫展；唯有心理健康的领导者才能与现实环境保持良好的接触，对周围发生的事情有清醒和客观的认识，对出现的问题，能妥善地加以处理，不逃避，不退缩，表现出积极的人生态度。

再次，只有心理健康，才能胜任领导工作。心理健康的领导者，对工作充满热情，视工作为快乐，并能把自己的聪明才智在学习和工作中发挥出来，能从中找到满足感。对他来说，工作不是负担，他永远也不会发出这样无奈的叹息："又过完一天了。"

"这事可做完了。"他进取向上的精神，影响着周围的人，给大家带来的是激情和吸引力。

最后，只有心理健康，才能有更大的发展潜力。心理健康是领导者所有必备素质的前提和载体，直接构成领导者对环境、现实、意外情况做出反应的心理基础。领导者要站得更高、走得更远，必须有心理健康作支撑，否则就无法担负更艰巨的重任。

第二节　领导干部心理健康的重要性

一　基本含义

领导干部心理健康是指领导者在实施领导目标过程中的一种积极的心理状态和优化的心理过程。基于领导者心理健康的含义，可以把领导者心理健康的标准归纳为四个方面：智能适应、行为协调、人际关系适应和心理特点符合年龄。

在关于领导干部心理健康标准的八个观点中，直接提到"人际关系"的有八条；直接提到"情绪"或者与之关系十分密切的"情绪状态""正常的情绪""情绪乐观"等相似词语的有 7 条；直接提到"智力"或者与之关系十分密切的如"智能适应""健全的智力水平""智能正常"的有 4 条；直接提到"人格"和"健全的意志""健全的意志品质"的各有 5 条。

由上述内容我们不难发现：多数专家学者认为人际关系、智力、人格、情绪以及适应能力等都属于领导者心理健康的范畴，这些大致勾勒出领导者心理健康的全貌。关于"领导"的定义很多，不同学者给出不同的定义，但是这些定义有共同之处：领导是一种过程，即影响。领导发生在团体中，领导的目的目标才能够达成。心理健康的定义也有很多，它的概念是随时代变迁的，是受社会文化因素影响而不断变化的。

综合以上定义，我们认为领导干部心理健康就是领导者在一定的环境下，率领和激励下属为实现目标而努力的过程中所表现出的积极的心理状态。其中包括敏锐的智能、稳定的情绪、适应社会环境的行为、良好的人际关系以及健全的人格等。

二　基本要求

心理健康是指个体在自身及环境条件下能达到的最佳状态，有面对现实的勇气和能力，包括合理的行为、健康的情绪、敏锐的智能、坚强的意志、愉快的气质等。判断新时期领导干部心理健康的主要标准有以下几点。

（一）较高的智力水平

良好的智力水平是心理健康的重要前提。如果领导干部缺乏足够的智力，就无法做出正确的决策，无法精确分析和解决问题。拥有较高的学识水平和丰富的阅历经验，是对领导干部的基本要求，是领导干部有效地完成党和人民赋予的使命的物质载体和基础条件。

对领导干部来讲，适应发展变化的时代，不断提高执政能力与执政水平，具有良好智力水平是最基本的条件。一个智力水平不高、文化素质较差的干部，不可能有高水平的思维模式和工作能力，实践中也必然会出现"角色功能不足"的情况，感到工作吃力。

（二）坚强的意志品质

领导干部意志品质是以善于预见不可抗力为前提，想到失败并有接受失败的心理准备。如果没有坚强的意志品质做功底，那么必然会导致事业半途而废，产生挫折感。个别领导者由于心理素质脆弱，心理知识贫乏，极易把激怒的情绪投射到其他人身上或工作中，有时还容易受暗示，处事武断、鲁莽，行为偏执，表现出与自己的身份、年龄很不相称的幼稚行为，给事业带来巨大损失，给他人造成巨大的精神痛苦。因此，作为一名领导干部，要保持一种为事业奋斗的精气神，在任何困难险阻面前，一定要意志坚定，充满信心，积极进取，始终能与党同心同德，以大局为重，自觉地将困难和压力带来的损失降到最低，表现出强者的心理素质。

（三）正确的自我认知

干部走上领导岗位后，要承担重大的责任和任务。因此，保持良好心态，最重要的是要学会正确认识自己，对自己有一个准确的评价，既不能低估自己，也不能高看自己，要经常自我剖析，自我反思：自己缺什么，存在哪些问题，有什么致命缺点，会带来什么危险，做到"吾日三省吾身"，为事业发展找准目标、定好方向。

（四）和谐的社会关系

在一个组织、一个集体中，领导干部的个人行为和能力素质的高低，对社会和他人会产生直接或间接的影响。同时，由于社会竞争的加剧，领导干部履行职责所处的社会环境、人际关系日益复杂，领导干部既要正确地维系各种社会关系，又要坚决抵制社会上各种不良倾向与诱惑的冲击，才能正确履行职责。因此，融洽的人际关系与和谐的社会适应能力，是领导干部发挥领导功能，推动各项决策实施，保证各项工作顺利进行，提高工作效率的前提。领导干部对自己担当的责任、对他人所做的工作、对集体产生的力量如果能够进行理性思考、客观公正地评价，就能赢得良好的人际关系。

（五）良好的精神状态

精神状态是人们的信念、意识思维活动所表现出来的形态。良好的精神状态，是做好一切工作的重要前提。领导干部在一个单位和一个领导班子中处于重要地位，一句话、一个动作、一个眼神或许就会影响身边的同事、周围的群众。实践证明，始终保持良好的精神状态，就能不断激发自身智慧和潜能，产生巨大的内在动力，成为攻坚克难、成就事业不可缺少的精神财富。领导干部要善于控制和支配自己的情绪，始终保持乐观开朗、振奋豁达的心境，情绪稳定而平衡，与人相处时能给人带来欢乐的笑声，令人精神舒畅。

（六）健全的人格素质

领导干部的人格就是做人做官的品格、标准和格调。由于领导干部掌握着公共权力，其心理状态是否正常、人格是否健全关系重大，稍有闪失，后果堪忧。一个领导干部如果能够执着追求并切实做到底气足、心术正、气魄大、定力强、人气旺的话，那么，他强大的人格影响力必然会应运而生，党的事业必定会实现又好又快的发展。

（七）强烈的进取精神

进取精神是指领导干部的事业心和责任感。事业心和责任感的确立是领导干部心理素质的重要组成部分，是领导干部个人魅力的具体体现。心理素质过硬的领导干部必然具有强烈的事业心和责任感，因为强烈的事业心和责任感具有稳定性，它能使领导者在自己的工作岗位上自觉主动、积极地尽职尽责，运用已有的知识经验、按照新的设想分析和解决问题。当领导干部能较好地尽到自己的责任时，必然会产生满意的、愉快的情感，其个人的价值必然能得到充分合理的体现。

三　领导干部心理健康的重要性

领导干部的心理健康不仅是领导干部的个人问题，同时也是一个公共问题、社会问题。

（一）促进中国特色社会主义事业健康顺利发展

随着改革开放的不断深入，一系列繁重的工作任务需要我国各级领导干部敢于和勇于承担。只有具备了健康的心理素质，才能经受住各种考验，顶得住各种压力，妥善处理好各项事务，承担起领导责任，推进中国特色社会主义事业的健康顺利发展，促进国家政治、经济、文化的有序发展，提高政府整体执政能力，使政府机构快速、高效、健康地运作。

（二）心理健康是领导干部全面发展的需要

领导干部是一个特殊而重要的群体，在推动社会、经济、文化等发展过程中具有举足轻重的作用。他们对社会发展负有特殊责任，承担着比普通人更重要的职责。领导干部的心理健康是领导干部素质健全和全面发展的重要标志。因此，关注并深入研究领导干部的心理健康问题，帮助领导干部增强对心理疾病的免疫力和心理困惑的调适能力，优化领导干部个体和群体的心理素质，最大限度地开发心理潜能，是领导干部全面发展的重要途径。影响一个人成功的因素很多，良好的心理素质是关键因素之一。领导干部要健康成长，良好的心理素质是必不可少的。积极的进取心、开朗的心境、坚强的意志、良好的心理承受能力和自我意识等优良的心理素质是领导者应当具备的。可以说，领导干部成长的过程也是不断运用自己的智力和能力解决各种矛盾与问题的过程。

（三）心理健康是加强执政能力建设的需要

对执政规律的准确把握和认识，科学的领导方式和执政方式是提高执政能力的重要保障。面对环境的压力和外界的刺激，领导干部必须具备较好的应对能力、是非判断能力、果断决策的能力、应急突变能力等，这些都是以健康的心理状态为基础、为依托、为前提的。只有具备良好的心理素质，才能经受住各种考验，顶得住各种压力，妥善处理好各项事务，承担起领导责任。

（四）心理健康是构建和谐社会的需要

和谐社会是人与自然、人与社会、人与自身和谐的社会。只有在人自身和谐的基础上，才能合理地处理个人与自然、个人与社会的错综复杂的关系，实现整个社会的和谐。构建和谐社会需要社会公平和正义的制度保证，需要社会良性运行的政治和经济体制保证，更需要社会成员塑造和谐健全的人格，保持和谐健康的心理，造就和谐的个体。领导干部是和谐社会建设的主导者，更应该为优化全民的心理素质起示范引导作用。

（五）心理健康是更好地履行领导职责的需要

领导干部的心理素质直接决定了其工作态度是积极主动的还是消极懈怠的，其工作方式是认真细致的还是简单粗放的，其工作作风是规范严谨的还是随心所欲的，对待人民群众的态度是热情诚恳的还是粗暴虚伪的，对待他人的意见建议是宽容大度的还是置之不理的，这些因素都将直接影响到其工作职责履行情况和工作水平的高低，也直接影响到工作质量和事业发展方向。

四　判断领导干部心理素质状况的基本方法

（一）观察情绪状态

主要观察领导干部在处理各种矛盾问题时是否能够做到情绪稳定、沉着，平时的喜怒哀乐是否处于相对平衡状态，情绪反应的程度和持续的时间是否与客观环境相适应，在面对挫折时情绪是否一落千丈，面对困难时是否畏缩不前，在面对指责和批评时是否虚心接受，在面对成绩时是否过分得意，等等，通过观察其情绪状态的变化和自我调适能力来判断领导干部心理健康状况。

（二）观察人际关系

主要观察领导干部在待人接物时的具体表现：对待他人是否热情、真诚、信任、友好，与人相处是否公正、谦虚、宽容，并能尊重他人、包容他人，有亲和力，在自己周围能够形成一个和谐的工作和生活氛围，别人是否愿意和其交往，并给予良好评价。通过观察其人际交往能力和他人对领导干部的评价来判断其人际关系是否和谐协调。

（三）观察行为态度

主要观察领导干部是否与其所担负的社会角色、岗位角色和家庭角色相吻合，在工作、学习、生活中是否有特殊异常的心理问题，能否正常地反映客观现实，充分发挥出自己的智慧和能力，特别是观察其在困难时期或者在压力比较大的情况下履行职责的行为表现，对心理压力承受能力的强弱。通过观察其知行结合的状态来判断其实际行为与其心理活动是否和谐统一。

2005 年 10 月 26 日新华网报道，李某刚刚担任安徽省某市市委书记时，就从捉襟见肘的财政中耗资百万搞"大阅兵式"。全市 1 万多名干警和机关工作人员统一着装，演练三日，肃立街头，等待他的隆重"检阅"。李某身为基层领导干部，为庆祝荣升而弄出的全市"大阅兵"是如此的公开和张扬，如此的铺张和豪华，如此的兴师动众和劳民伤财。他举止幼稚、行为荒唐，所作所为常人不能理解，表现出明显的心理变态和行为异常。他患有严重的心理疾病，在不健康的心理影响下，给政府形象和当地人民群众造成极坏的影响，给党的事业带来很大损失。

第三节 领导干部的心理健康问题

一 影响因素

积极心理因素既是领导者能力得以充分发挥的前提条件，也是直接影响和感染群体的基础条件。如果心理不健康转化为心理障碍或心理疾病，不仅会严重影响领导者的身心健康，还会给其工作、生活带来消极影响。领导者是一个特殊的群体，是领导工作成败的决定性因素，因此，领导者只有了解自己的心理健康状况，积极应对各种心理健康问题并进行疏解调适，才能更好地发挥领导作用，最大限度地实现自身价值。在 2016 年 8 月 19～20 日全国卫生与健康大会上，习近平总书记强调，要加大心理健康问题基础性研究，做好心理健康知识和心理疾病科普工作，规范发展心理治疗、心理咨询等心理健康服务。当前，随着社会变迁的加速、经济的快速发展以及在推进国家治理能力现代化进程中，领导的组织环境、工作环境、生活环境都发生了重大变化，领导的认知心理、适应心理、发展心理上存在的各种矛盾冲突日趋严重，对心理健康的维护和调适的需求更加迫切。为此，重视对领导者及领导干部群体心理健康领域的探索研究，将是领导心理科学面临的现实课题。

（一）紧张的人际关系

有心理学家指出，人类的心理适应，最主要的就是对人际关系的适应。有的领导通过换帖子、拜把子，搞金兰结义，以求世俗化的情感效应，人际关系扭曲、紧张，使人的心理失调，心情压抑、苦闷，长期下去会直接影响人的心理健康，导致各种心理和生理疾病。

（二）过重的心理压力

从心理压力的不断"侵袭"到机体不能承受而患病，这期间又是一个怎样的过程呢？医学心理学家汉斯·塞莱通过多年研究，认为这期间显现了三个阶段，并把它们总的称为"适应性综合征"：第一，惊恐阶段。机体对外界的心理压力做出最初的反应，如心率加快、呼吸加速、心肌的收缩力增强、血压升高等交感神经兴奋性增强的一系列反应。第二，抗衡性阶段。心理压力已持续了一段时间，前一段机体的生理变化已减少甚至全部消失，此时机体对各种刺激的抵抗力增强，故这一阶段又叫"适应阶段"。其实这是一种有"代价"的适应，即机体因能量在不断消耗而较前虚弱得多。第三，衰竭阶段。持久的心理压力最终冲垮了机体防线，机体免疫力减弱而患了身心疾病。

（三）不良的个性特征

心理健康的领导干部应有的个性特征为：气质适合特定的工作性质。在合适的岗位上，发挥自身潜能。单纯地看，气质没有好坏之分，但对领导干部所从事的工作来说，特定的气质必须与特定工作相符，这既有利于提高工作效率，也可使领导干部身心愉快地投入到工作中去。性格要稳重，沉着镇静，刚柔相济，风趣幽默，乐观开朗，积极向上，具有这些良好性格的领导干部就能和周围的人建立和谐正常的关系，消除与下属的心理距离。心理品质较好的领导干部，更容易锻造出色的领导能力，能创造性地打开工作局面，有较高的教育成员和管理组织水平，能较好地完成各种任务。

（四）严重的失意和挫折

领导干部遭受失意所带来的负面感受，如果得不到缓解，便会造成紧张和焦虑的情绪，严重的能导致心理疾病。领导干部遭受失意所带来的后果要比一般人失意带来的后果严重得多。

（五）节制欲望

每个人都有七情六欲，领导干部也不例外，但是一定要保持欲望正常，要节欲、制欲。生活中别人可以做的事，领导干部不能随便做；别人可以得到的，领导干部不能无故得到。领导干部"制欲"关键是过好金钱关、名利关、美女关，做到"富贵不能淫，贫贱不能移，威武不能屈"。要廉洁自律，见利思义，有了这样的意志，任何歪风邪气都不能侵害肌体。

二　领导干部常见的心理健康问题

现实生活中，领导干部总会遇到各种各样的心理挫折，引起大大小小的心理冲突。当这些挫折与冲突超出他们的心理承受能力时，就很容易造成心理失衡，导致心理困惑、心理异常。

临床心理学将心理活动分为心理正常与心理异常两种状态，这是一对在临床心理学中讨论"有病"和"没病"的概念。心理正常是指具备正常功能的心理活动，或者说不包含精神障碍症状的心理活动；而心理异常是指具备典型精神障碍症状的心理活动。

心理异常通常称之为"精神障碍"，在大部分的学术场合及教材中等同于"心理障碍"，它们实质上具有相同的内涵和外延，只是在不同的场合为了避免一些影响和误解提法不同而已。"精神病"一词目前已较少使用，而较多的是采用"精神病性障碍"或"精神病性问题"，它属于一种较为严重的精神障碍，通常将具有幻觉、妄想、显著的兴奋和活动过多、严重而持久的社会退缩、紧张症性行为等精神病性症状的精神障碍，称之为"精神病性障碍"。而与之相对应的还有"轻性精神障碍"的概念，临床上将那些没有或很少出现精神病性症状、社会功能影响不严重或与应激因素相关的精神障碍，如神经症、应激相关障碍、心理生理障碍等称之为"轻性精神障碍"。平常老百姓常说的"心理障碍"，主要是指"轻性精神障碍"。

心理正常包括"心理健康"和"心理不健康"两种状态，这两种状态是用来讨论"正常"的水平高低和程度如何的概念。可见，"心理健康"和"心理不健康"统统包含在"心理正常"这一概念之中。也就是说，不健康不一定是有病，心理不健康状态其实就是正常的心理活动出现了一些问题，给个人带来了心理困扰。从心理健康的角度讲，就是不符合某一条或某些心理健康的标准。因此，判断一个人心理健康还是不健康主要的依据就是心理健康的标准。

因此，从临床心理学角度，人的全部心理活动可划分为健康的心理、不健康的心理和心理障碍三大类，并分别使用健康心理、不健康心理和异常心理这三个概念来表达。当然，人的心理活动非常复杂，三者是一个连续变化的过程，三者之间没有绝对分界线。

中科院心理研究所国家公务员心理健康应用研究中心于2015

年至 2017 年调查了 32436 名公务员压力与心理健康状况。调查发现，公务员生活问题压力最大，其次是职业发展压力，然后依次是工作任务压力、角色定位压力和人际关系压力。公务员群体整体上有 10% 的人焦虑水平比较高，8.4% 的人抑郁水平比较高，15.2% 的人压力水平比较高。

（一）心理不健康的分类

1. 一般心理问题

一般心理问题是指对社会功能影响不严重、情绪反应仅局限在事件本身的一种心理不健康状态。它具备的条件和特征如下。

（1）由一些现实刺激导致，如现实生活不如意、工作压力、情感矛盾、人际关系紧张等因素产生的内心冲突，因此体验到不良情绪，如后悔、懊恼、生气、厌烦、自责、焦虑、抑郁等。

（2）这些不良的情绪持续时间较短，一般不间断持续不超过一个月，或间断持续不超过两个月，在这期间不能自行缓解或缓解不彻底。

（3）这些不良情绪能够在相当程度的理智控制之下，保持个体行为不失常态，基本能维持正常的生活、工作、学习、社会交往，但其效率有所下降。

（4）不良情绪的激发因素始终仅仅局限于最初的事件，不会扩散到其他事件，即使是与最初事件有联系的事件，也不会引起此类不良情绪。

2. 严重心理问题

严重心理问题是指由相对强烈的现实因素激发，初始情绪反应强烈、持续时间较长、内容充分泛化的心理不健康状态。其具备的条件和特征主要包括以下几方面。

（1）引发心理问题的原因是较为强烈的、对个体威胁较大的现实刺激因素，并因此体验到痛苦的情绪，如悔恨、冤屈、失落、愤怒、悲哀、消极等。

（2）这些痛苦情绪持续时间较长，一般间断或不间断持续超过两个月，但不超过半年。

（3）一般来说，遭遇的现实刺激强度越大，痛苦情绪反应越强烈。大部分会短暂失去理性控制，出现一些非理性行为；尽管随着时间的推移，痛苦可能会减弱，但单纯依靠"自然发展"或"非专业性干预"，往往难以摆脱；由于痛苦情绪较强烈，对生活、工作、学习、社会交往都有一定程度的影响。

（4）个体的这种痛苦情绪不但能被最初的刺激事件引起，而且与最初的刺激事件相类似、相关联的刺激事件，也可能引起这种痛苦情绪，情绪反应被泛化。严重心理问题的个体，有部分往往伴有一些人格缺陷基础，如过分追求完美、绝对化、非黑即白等不合理的认知理念。

3. 神经症性心理问题

这一类型的心理问题其概念比较模糊，一方面它已超出了严重心理问题的标准，个体体验到的内心冲突不再是常形冲突，而是变形冲突（内心冲突脱离了现实处境的实际情况）；另一方面它又不能被确诊为神经症，只能说它已接近神经症，或者它本身可能就是神经症的早期阶段。

（二）常见神经症

异常心理主要包括神经症、应激相关障碍、心境障碍、精神分裂症等。这里只列举领导干部队伍中常见的一些神经症。神经症，最初由苏格兰精神病学家 William、Cullen 于 1769 年提出，是指神经系统疾病，包括昏迷、无力、痉挛和精神失常等四种表现。20 世纪初，神经症的概念在西方广为流行，并传入我国。

在我国，神经症也称神经官能症。有关神经症的概念，迄今为止没有一个公认的定义。一般认为，神经症是一组较轻的大脑功能障碍。临床医师常将神经症的特点简单地概括为急（急于求治）、烦（情绪不稳）、苦（长期痛苦）、乱（思绪不清）。

精神分析学者认为，神经症主要是由本我的"情欲"与"攻击"驱力和自我的"控制"和"调节"驱力之间的矛盾冲突（即本我与自我之间的矛盾）所致。行为主义认为，受到强化的行为是持续不变的。焦虑的减轻有强化作用，因此任何能使焦虑减轻的行为就容易保留下来。以罗杰斯为代表的人本主义心理学家认为，神经症是成长的缺陷。自我概念和自我期待之间的不一致最终产生焦虑，而焦虑则导致使用心理防御，尤其是合理化作用、退化作用和逃避作用等方法。

神经症不是一种疾病，是一组异源性疾病。神经症的临床症状繁多，其症状及特征可概括如下。

（1）疲劳和衰弱症状及情感障碍。容易出现精神疲乏、注意力不易集中、记忆力减退、工作或学习效率降低、头昏、眼花等症状。情感障碍主要为焦虑、恐惧、抑郁和情绪不稳。

（2）躯体症状。神经症患者神经系统兴奋性高，感受器官和内感觉器官的感受性也高。因此，可有头昏、头痛和触觉、痛觉等感觉异常。也有一系列自主神经功能失调的症状，如心慌、心跳、胸闷、气短、腹胀、便秘、出汗、阳痿、早泄、月经不调、性功能减退等。

（3）睡眠障碍。主要表现为失眠、睡眠过度、多梦、易醒等。

（4）没有持久的精神病性症状，没有可以证实的器质性病变作为临床症状的基础。

（5）有一定的人格基础，起病多与社会心理因素有关。

（6）行为多可理解，自制力大多良好，通常能保持现实检验能力。

（7）症状造成患者痛苦体验，迫切要求治疗。

1. 神经衰弱

神经衰弱是神经症中最常见的疾病，在干部队伍中发病率相对较高，严重影响领导干部的精力，危害较大。其临床症状如下。

（1）衰弱症状。脑力易疲劳，感到没有精力和脑子迟钝，注意力不集中或不能持久，记忆力差。脑力劳动效率显著下降，体力也易疲劳。

（2）神经症性疲劳。疲劳与各种不愉快的情绪或心情密切相关，休息不能消除这种疲劳，具有弥散性，对任何事物都感到疲劳，带有明显的情绪性，也伴有欲望和动机的减少。

（3）神经症性记忆力减退。工作学习方面的事记不住，而对不愉快的经历却念念不忘，连细节都记得很清楚。

（4）情绪症状。烦恼、心情紧张而不松弛、易被激惹等，有轻度焦虑或抑郁，但在病程中只占很少一部分。

（5）兴奋症状。感到精神易兴奋，回忆和联想增多且控制不住，伴有不快感，但没有言语运动的增多。联想和回忆的都是既往不愉快的内容，思维倾向于兜圈子。

（6）肌肉紧张性疼痛。紧张性头痛、肢体肌肉酸痛等。

（7）睡眠障碍。入睡困难、多梦，醒后感到不解乏，睡眠感丧失，睡眠觉醒节律紊乱，对自己的睡眠时间估计偏少。

2. 焦虑症

焦虑症是一种以焦虑、紧张、恐惧情绪为主的神经症，主要分为惊恐障碍、广泛性焦虑两种。其临床特征如下。

（1）焦虑情绪并非由实际的威胁所导致，或其紧张、恐惧的程度与现实处境不相符。

（2）表现为无明确对象和具体内容的焦虑和紧张不安，或对现实生活中的某些问题过分担心和烦恼。常感到心烦意乱，害怕有祸事临头。

（3）伴有自主神经紊乱症状，如心慌、胸闷、呼吸急促、头晕、面部潮红或苍白、胃部不适、恶心、腹痛、腹胀、腹泻、尿频等。

（4）运动性不安，表现为搓手顿足、来回走动、不能静坐等。

（5）常伴有失眠、注意力集中困难、易被惊吓。

3. 抑郁症

抑郁症是以持续的轻中度的情绪低落为突出表现的神经症，常伴有焦虑、躯体不适和睡眠障碍，表现为悲伤、悲观、孤独和自我贬低等。患者常具有抑郁人格特征，常在遭受心理刺激（如生病、考核不过关或失恋等）后发病。症状轻重不一，患者一般内心愁苦、缺乏愉快感、思维迟钝、动作缓慢、情绪焦虑、兴致索然、失眠早醒、体重下降、胃口不佳、性欲降低；严重时悲观绝望，自责自罪，甚至产生自杀意念。临床表现以心境低落为主，症状至少持续两周，可以诊断。

4. 强迫症

强迫症是以明知不必要，但又无法摆脱，反复呈现的观念、情绪或行为为临床特征的一种心理障碍。强迫症往往包括两类症状：强迫思维和强迫行为。强迫思维，比如有的人出门后总是不放心门是否关好，有的人寄出信之后常担心地址是否写错。明知这些想法毫无意义，但非想不可，因此焦虑不安，非常痛苦。强迫行为，其目的在于缓解强迫思维带来的焦虑，比如强迫性反复洗手、强迫性计数、强迫性礼仪动作等。

5. 恐怖症

恐怖症是一种以过分和不合理地惧怕外界客体或处境为主的神经症。其临床症状如下。

（1）对某些客体或处境有强烈的恐惧，恐惧的程度与实际危险不相称。

（2）发作时伴有自主神经症状。

（3）有回避行为。

（4）知道恐惧过分、不合理、不必要，但无法控制。

根据恐惧的对象，临床分为场所恐怖症（学校恐怖、广场恐怖、幽闭恐怖）、社交恐怖症（社交焦虑症）和特定的恐怖症。例如，一位公务员总是害怕别人的目光，不管是在大街上，还是在办公室里，他只要感觉到别人的目光，就十分不自在。他也总是尽力克制自己，但又无济于事。为此他非常苦恼，以致严重影响了自己的正常工作和生活。

三　领导干部中普遍存在的心理问题

近年来，国内陆续开展了一些针对领导干部进行的心理健康现状调查。调查结果表明，我国各级领导干部的心理健康状况总体上明显好于普通人群，在心理素质方面具有明显的优势特征，主要表现在：一是接受党的教育培养多年，理想信念和意志品质比较坚强，行为能力的自觉性和自制力比较强。二是在复杂环境和工作条件下培养出了较好的情绪调控能力，绝大多数干部表现出坚定执着、乐观自信、沉稳平和、奋发有为等良好的精神状态。三是普遍接受各类理论知识能力的教育培训，在实践中重视多种能力的培养，自我认识评价比较准确。

但是，越来越多的事实证明，面对经济社会的日趋发展，社会事务的不断增多，工作压力急剧强化和社会竞争的日益激烈，确有一些干部因为心理负担过重，心理承受力差，表现出身心疲惫、力不从心、情绪失控、焦虑紧张、情绪抑郁等一系列问题，甚至有个别干部心理严重失调，导致精神崩溃，因抑郁而轻生。

2005年8月26日凌晨，49岁的江西省某市市委书记、市长余某突然在家中自缢身亡，他的死在当地乃至江西引起极大震动。余某自杀与本人的心理承受能力有着密切的关系。他性格内向、孤僻，朋友很少，平时工作认真、兢兢业业，事事过分追求完美。临终前，患有抑郁症，情绪低落，曾和同事述说"工作压力大，心理压力太大，活得很累很累……"，因为长期心理负担过重，进而出现焦虑、抑郁等严重情绪反应，一旦遭受意外打击，心理严重失调，最终导致精神崩溃，就会出现自我毁灭性的行为。

（一）领导干部心理问题的基本表现

1. 心理压力大

压力大是领导干部心理健康问题的主要表现。适度的压力能使人增强适应环境的能力，提高工作的质量和效率，但是压力超出了一个人正常的承受能力后，往往会损害一个人的身体健康。

领导干部的心理压力主要来自四个方面：一是领导干部肩负着"发展"与"责任"双重的压力。领导干部身居重要岗位，担负着重要职责，每一个决策都面临着考验。二是领导干部所面临的人际关系压力高于一般人。在工作中，领导干部面临着错综复杂的人际关系，无形中造成一定的社会压力，长期下去直接影响到心理健康，导致各种心理和生理疾病。三是领导干部抵御着比一般人更大的诱惑压力。他们必须不断地绷紧神经，时刻保持警觉，抵制住强烈诱惑的干扰，克服与抵御种种利欲诱惑而产生的心理重负。四是领导干部比一般人承载着更大的家庭压力。职责要求领导干部要"先天下之忧而忧，后天下之乐而乐"，但是领导干部也和普通人一样，有家庭、父母、妻儿需要关心照顾，然而这些都可能无暇顾及。在繁杂的工作和多重社会角色中，领导不得不做出职业的选择，把大量的时间和精力投入到工作与应酬中，无暇顾及家庭成员的感情和感受，家庭关系中容易产生不和谐，甚至导致家庭感情危机，从而使干部心理产生紧张感，烦躁不安。

2. 心理失衡

造成心理失衡有许多原因，社会变迁过快、生活方式日益更新、生活观念的更新、家庭观念淡薄等，都会使人们走进失落的世界。心理失衡是一种不健康的心理状态，领导干部心理失衡也是社会心理失衡现象的一种折射。干部群体作为这个社会的中坚力量，在不断深化的政治体制改革、政府机构改革、干部人事制度改革中，绝大多数人往往也要面对自身利益受到的冲击。在无法保持淡定的情况下，心理失衡也就难以避免。

心理失衡有三种表现形式：一是"欲望得不到满足"产生了心理失衡。少数领导干部在市场经济和对外开放的环境下，理想信念缺失，在工作、家庭、健康、朋友和自己的精神生活等方面无法统筹兼顾，需求得不到满足，产生了心理失衡，最重要的表现形式就是欲望失衡。产生了"有权不用，过期作废"的心理，有的则从权力欲走向经济上的贪欲等。二是"比较产生了很大的落差"致使心理失衡。由于干部升迁职数有限，一些不能如愿晋升领导职务的干部，困惑于自己的各种能力都不错，通过"比较"体验到强烈的挫折感，产生了"心理失衡"。三是"理想与现实不协调"产生了心理失衡，还有一些官员由于心态严重失衡，会表现出比较强烈的情绪，常常因为失去理智而变得不管不顾，甚至表现得不可理喻，而且容易以一时的情绪冲动做出不符合社会规则甚至违犯法律法规的事情来。

3. 心理疲劳

心理疲劳是现代人最常见的心理不适现象。领导干部由于工作任务比较繁重、工作要求比较高，生活比较紧张繁忙，更容易出现心理疲劳。长期的紧张繁忙，精神始终高度集中，身体超负荷运转，不仅容易产生生理疲劳，更容易出现心理疲劳，而心理疲劳对生活和工作的影响比生理疲劳严重得多。

心理疲劳往往呈现的状态为：一是感到身体劳累。不少领导干部每天面对着无规律的繁重工作，导致注意力不集中，记忆力减退，晚上失眠多梦，经医院检查又无实质性病症，长期处于亚健康状态。二是出现工作厌倦。不少领导干部长期从事单调、重复的公务活动，有的因一时或长期得不到其他班子成员特别是上级领导的认同与支持，产生了心理饱和，感觉工作环境很压抑，导致心情憋闷，逐渐丧失对所在岗位的兴趣和干好工作的信心与决心。三是产生了抑郁情绪。

（二）产生心理问题的内在因素

《人民论坛》杂志曾对全国各地100多名官员心理健康问题进行调查发现，80%以上的官员特别是基层官员普遍存在较大的"心理压力"，存在一定程度的"心理不平衡"、"心理疲劳"及"压抑心理"。除了外部压力与环境导致的心理健康问题，领导干部心理问题的产生还有其自身的因素。

1. 没有足够的认识

很多领导干部缺乏心理健康的相关知识。有的认为心理问题是精神疾病，有心理问题就是精神不正常，故对心理问题回避、隐瞒，更不要说积极进行心理自救或寻求专业人士的救助了；有的即使认识到了心理健康的重要性，但在工作和生活中过分强调克制、忍耐，不善于自我调节、自我减压；有的明知道自己有心理问题，但总认为别人没有问题我也不能有，不敢暴露自己的问题。

2. 特殊年龄阶段的身体问题

大多数干部担任了一定层次的领导职务后，也已人到中年，这一阶段身体一般都处于一个转折过渡阶段期，即更年期，这一时期较易产生身体上的疾病，如高血压、高血脂、肿瘤、偏头痛、失眠症、神经衰弱、抑郁症等，身体状况导致心理承受力也在下降，如果不能正视身体变化，就会产生恐惧和不安等心理困扰，引发心理问题。

3. 缺失自身心理疏导技能

心理问题在现代高度竞争的社会里较为普遍。但部分领导干部对心理问题的解决方式关注不够，尤其是严重缺乏解决心理问题的专业技能。在一项调查研究中发现，有45.6%的被调查者显示有心理问题，但仅仅有3%的人关注过心理救助或寻求过专业人士的心理援助。有些领导干部遇到的心理问题本来很平常，但由于不懂得、不善于调节控制，有一定的恐慌心理，结果导致问题变得更加严重。

第四节　领导干部心理健康的培养

一　重视保持心理健康

心理健康，是一个人应对竞争成就事业、获得幸福的重要保证。过去，各级组织对领导干部的教育往往从政治上、思想上考虑较多，不太重视进行心理上的教育和疏导。剖析当前一些领导干部违纪违法案件，许多人的人生之所以出现"滑坡"，既有政治上的因素（如理想缺失、信念动摇，价值观、人生观发生扭曲等），同时也有心理方面的因素（如对权力、金钱的攀比心理，工作中的矛盾发展到心理失衡而利用职权贪污腐化等），更多的情况是，有些干部缺乏心理卫生方面的知识，对工作、生活中的一些矛盾无法面对和处理，坏情绪得不到释放或化解而产生各种心理问题。因此，领导干部保持健康、乐观向上的心理状态，就要掌握相应的心理健康知识，了解自己的心理健康状况，消除心理障碍，维护健康心理。

二　学习运用心理健康知识

领导干部要关注心理健康问题，带头学习掌握必备的心理卫生知识，不但正确面对、有效解决自己的心理问题，努力成为一个心理健康的人，并能惠及他人，切实体现对下属和群众的关爱。领导干部要多同下属积极沟通，缩短与下属的心理距离；多深入基层指导工作，帮助基层理清思路、完善方法、实现目标，使其增强做好工作的信心。各级组织也要加强对领导干部心理健康知识的教育，把心理健康知识教育作为干部培训的一项内容，使广大干部能够正确认识自身的心理特点，掌握解决自己心理问题的方法和技巧，学会自我心理调适，增强心理承受能力。要关注领导干部的心理健康需求，研究制定减轻领导干部心理压力的有效措施，通过带薪休假、定期体检、开展文化体育活动等方式，缓解领导干部的紧张情绪，为干部的心理健康奠定基础。

三 正确对待心理健康问题

有了心理问题并不可怕，在现实生活中，一些干部患有心理疾病，工作中精神恍惚，思想颓废，严重的最终迷失自我，丧失事业追求和人生乐趣，甚至走向极端。作为普通人，如果心理健康和人格发展上出现了问题，影响面或许不至于波及社会，而干部特别是领导干部，作为公众人物，如果心理健康上出现了问题，其负面影响不仅给个人、家庭带来不幸，还将给党的事业和形象带来不良影响。因此，领导干部必须充分认识心理健康的重要意义，正确对待已经或可能出现的心理问题，积极寻找专业机构的帮助，尽早解决，切不可"讳疾忌医"，延误治疗的最佳时机。

心理障碍可以预防和治愈。心理障碍主要是由在生活当中一些不良的行为习惯所造成的，医学上将范围广泛的心理异常或行为异常统称为"心理障碍"，或称为异常行为。先天遗传的心理疾病非常少，因而当我们掌握了足够的心理健康基础知识和方法后，完全可以预防心理障碍的发生，增进心理健康。心理障碍也是可以完全治愈的，不必害怕和恐惧。心理障碍通常不容易危及人们的生命，对身体器官大多无器械性损害，比生理疾病容易治疗。严重的心理障碍多指器质性精神疾病，患此病者大部分不能通过自我调整治愈，需要医学专业人员的帮助和药物治疗，才能解决根本问题。

四　掌握心理调节的方法

领导干部不同于普通群众的地方，就在于能把党的事业和人民的利益放在第一位，在遇到各种各样的困难时候，及时调节自身的心态，从容应对各类突发事件和繁重工作，做群众的表率。"做自己的心理医生"目前已成为大众的心理调节模式。领导干部在掌握了一定的心理健康知识以后，每个人都可以在心理疾患发展的某些阶段成为自己的"心理医生"。面对心理疾病，学会自我调节，学会自助。一般的心理问题都可以自我调节，每个人都可以用多种形式自我放松，缓和自身的心理压力和排解心理障碍。当有精神疾患发生时，应主动接受心理咨询，学会保持心理健康，成为一个身体和心理都健康的人。

五　努力保持良好的心态

人生的道路坎坷不平，困难与挫折在所难免，领导干部应运用心理学知识，主动调控自己的情绪，以乐观的心态和恰当的方法去积极应对，摆脱心理障碍，保持心理平衡促进心理健康。决定人心态的是人的理想、人生观、世界观。一个人具有远大的目标，正确的人生观，胸怀宽广，执着进取，挑战自我，不屈服于命运，坚信自己，积极进取，就一定能保持良好的心态，拥有美好的人生。

努力保持良好的心态需要做到：

（1）学会自信。唯有自信，才能做到自信克难。克难的过程，就是面对磨难的过程。战胜困难，说到底靠的是面对磨难的勇气、气魄、精神。

（2）学会调节。生活是千变万化的，悲欢离合，生老病死，天灾人祸，喜怒哀乐，都在所难免。当你想说"我完了"的时候，要马上替换成"不，我还有希望"；当你想说"我不能原谅他"的时候，要很快替换成"原谅他吧，我也有错呀"等等。

（3）学会换位思考。换位思考，即想人所想，理解至上。

（4）学会宽容。一个人心胸狭窄，只关注自己，就容易生气，闷闷不乐，斤斤计较。而当你胸怀宽广时，你就会容纳别人，欣赏别人，宽容别人，自己的心境也就能保持乐观，所谓"退一步海阔天空"。

（5）学会忘记。人一生需要记住的东西很多，但有许多事情我们也应该学会忘记。学会告别过去，学会遗忘，很有必要。学会忘记是一种豁达的生活态度，学会忘记使你不愉快的人和事，这样你会很轻松。

（6）学会简单。简单不是草率，而是一种境界，是一种胸怀，是历练后的修养。明智的人选择简单的生活。生活简单就是享受，心灵无欲就是美丽。简单是一种人生艺术，是轻松，是快乐。

（7）学会珍惜。珍惜现在拥有的一切，你会感到满足、幸福和充实。

六 不断提高心理承受能力

领导干部要有较强的心理承受力。领导干部肩负着一个地方、一个部门和谐稳定发展的重要职责，他们的言行举止、喜怒哀乐往往会影响全局。作为一名领导者要不断加强心理承受力的磨炼，努力提高自身的耐挫性，来应对各类突发事件和繁重工作，这样才能保证所管理的部门和分担的工作健康有序地发展。

（一）加强理论学习

坚持用邓小平理论、"三个代表"重要思想、科学发展观和习近平新时代中国特色社会主义思想武装头脑，提高修养，增长学识水平，做到指导工作变难为易，处理问题化繁为简，使心理承受力在理论运用中不断提升；加强专业知识的学习，掌握基本技能，坚持用开拓性思维、创造性思维和逆向思维解决问题和处理问题，把压力变成动力，使心理承受力在实践锻炼中不断增强。

（二）保持平和心态

创造一个民主和谐的心理气氛和心理环境，是逐步提高心理承受力的关键。作为领导者，保持一个宽容大度、健康平和的心态十分重要。在日常工作和生活中，要时刻告诫自己：学会释然超脱、知足常乐，学会淡泊名利、宁静致远，学会能上能下，坚持踏踏实实做事，坦坦荡荡做人，绝不因职务的变动而消沉懈怠，也不因名利的诱惑而放弃做人的原则，始终以一份平和的心态去面对一切。

（三）学会自我减压

作为比常人承担更多压力的领导者，靠自己的坚强意志和韧性去硬性承受是非理智的，应当及时寻找机会去释放压力。比如，多与班子成员和其他同事沟通思想，交流工作，八小时之外努力培养业余爱好，积极参加社会活动，给工作减负等等。同时还要学会给思想减压，做自己的心理医生，把好思想的"脉"，正确理解和面对突发事件，正确对待挫折，始终以健康向上、积极进取的心态去应对压力，战胜挑战。

领导干部心理健康的
测定与调适

02

第

2

章

实现"两个一百年"奋斗目标，除了需要领导干部具备良好的政治素质和较强的工作能力，还需要每位干部必须保持健康的心理、具备良好的心理素质，否则在各种困难和压力面前就会缺乏勇气和斗志。因此，重视和关心干部心理健康，培养良好的心理调适能力，对干部履行好岗位职责，担当时代赋予的重任至关重要。本章分为领导干部心理健康的界定与标准、领导干部心理健康自测、领导干部心理问题的调适方法、领导干部应对重大事件的心理能力四部分，主要内容包括心理健康的标准、心理健康的测量、应对重大事件的决断力培养等方面。

第一节　领导干部心理健康的界定与标准

一　心理健康的标准

第三届国际心理卫生大会认定的心理健康标准是：

（1）身体、智力、情绪十分协调；

（2）适应环境，人际关系中彼此能谦让；

（3）有幸福感；

（4）在职业工作中，能充分发挥自己的能力，过着有效率的生活。

此外，借鉴相关理论，根据我国的现实情况，我国学者提出了心理健康的七大标准：

（1）智力正常；

（2）正确的自我意识；

（3）情绪稳定乐观；

（4）人际关系融洽和谐；

（5）良好的情绪调控能力；

（6）良好的社会适应能力；

（7）人格品质相对稳定。

那么，什么是心理疾病的症状表现呢？国外有学者提出，心理疾病患者一般具有十种疾病性的症状：

（1）记忆力衰退；

（2）注意力不集中；

（3）缺乏自信心；

（4）过多的内疚自责；

（5）悲观厌世；

（6）忧虑；

（7）逃避；

（8）失眠；

（9）烦闷；

（10）惧怕。

这十种症状，往往会使一些人产生恐惧感。有些人在对照检查后，发现自己可能有十种症状中的某几种，于是怀疑自己是不是得了"心理疾病"。大家千万不要做这样的"自我诊断"，因为心理健康这门学科，最忌讳的就是自己轻率地给自己下结论。

当然，我们也要认清领导干部之所以会出现各种各样的心理问题，这与外在的环境有关，但是也和他们自身的原因有关，外在环境会影响个人的行为，但是内因往往才是决定个人行为的根本原因。

而领导干部的个人原因通常包括：

（1）性格缺陷。性格上的缺陷往往会影响个人的发展，导致心理出现问题，比如一些好胜心特别强的人，一旦进入官场，往往会表现出强烈的竞争意识，为了成功不择手段。还有那些占有欲很强的人，对于权力非常迷恋，他们常常会做出一些违背原则的事情。而一些自大的人，则会自作主张、滥用职权。

（2）个人的修养。一些官员文化程度低，个人的修养也不高，综合素质偏低，所以他们进入官场后，很难控制自己的欲望，总是想到什么做什么，从而做出一些违背规定、违背律法的事情。

（3）价值观缺失。领导干部如果不了解自己的价值观是什么，不了解自己的责任和义务是什么，那么做事情就会失去约束和控制，往往就会出现一些荒唐的行为。

（4）角色转换滞后。随着时代的发展和社会民主进程的发展，领导干部需要及时转变角色，从原来的"管治者"变成现在的"服务者"，可是很多官员却无法接受这种转变，甚至无视这样的变化，依然将权力当成谋取私利的工具。

二　衡量干部心理健康的标准

依据干部具有的心理特征、干部特定社会角色的要求以及心理健康学的基本理论，干部群体心理健康的衡量标准可以概括为以下几点。

（一）环境适应性强

较强的适应能力是心理健康的主要特征，这主要表现在对现实的充分感知上。健康的人在估计他们的反应能力或解释客观世界时是十分现实的，他们既不会因为高估自身能力而好高骛远，也不会因为低估自己而逃避具有一定难度的任务。心理健康的人，应能与社会保持积极的接触，对社会现状和未来有清晰、正确的认识，思想和行动都能跟上时代发展的步伐并与社会的要求相适应。

（二）心态良好，胸怀宽广

宽广胸怀是一个高素质干部所必备的条件，也是一个干部具有健康心理的基本前提。干部应该做到，"站"要往高处站，"看"要往远处看，"干"要往实处干，这样才能胸怀宽广，受到群众的拥戴。因此，自身品行如何，不仅影响他人，影响部属，而且影响组织的整体形象。一个健康的干部不会因个人的得失和荣辱以及环境的不如意而出现大幅度的情绪波动，即使出现情绪波动持续的时间也很短。

（三）自我期许适度

健康的干部不排斥物质生活，但更应注重精神生活；不排斥应得的名利，但从不把名利看得太重。当基本的物质生活需要得到满足之后，更关心的是怎样才能使生命更有价值。此外，也要具备良好的自我控制能力。健康的干部可以随意运用意志的力量来控制和指导自己的行为，行为具有目的性和自觉性，而不受盲目冲动的控制。

（四）拥有良好的性格

优化干部的性格品质，是提高干部素质的一个重要方面。比如，培养刚柔相济的弹性性格。刚者，刚强而不固执，刚毅果断而不刚愎自用。柔者，柔和而不软弱，以柔胜刚而不优柔寡断。这种刚中有柔、柔中带刚、刚柔相济的弹性性格，是干部应注重培养的性格。

要培养平易近人、和蔼可亲的性格。工作应抓住人心，激发潜能。这种潜能，任何人身上都有，问题是如何发掘。在工作实践中，我们发现每个人都有自己的特长，都有自己的发展潜力，而问题的关键是怎样充分发现和调动大家的积极性，充分发挥大家的才能。

应该说，世界上没有无用的人，没有无才的人，只要真心地关心、爱护、帮助，可以肯定地说，人才的潜力是一定会发挥出来的。干部有着平易近人、和蔼可亲的性格，对所要进行的工作内容，会经常同别人交换意见，拟订计划同大家商量，交融思想和感情，做到"将察民情，兵识将意"。这样的干部，就能抓住人心，发挥人的潜能，起到事半功倍的效果。实践证明，你能听别人的，别人就能听你的。

（五）道德良好且智力正常

道德高尚的人心胸开阔、豁达、乐观；对生活充满信心，在困难和挫折面前不动摇、不气馁；严于律己，不谋私利，不患得患失。智力是指人处理问题、解决问题的能力。大多数人的智力属于一般常态水平，智力超常和智力落后都是少数。智力超常与智力一般且能充分发挥自己的潜在素质，是心理健康的表现；而智力落后则是心理不健康的表现；智商在正常以上但不能发挥自身的潜在素质，也不算心理健康。

第二节　领导干部心理健康自测

一　心理健康的测量

关于心理健康的研究方法主要有观察法、实验法、测验法以及个案研究法。目前，心理健康测量采用最多的是测验法，它主要是通过编选具有一定信度和效度的标准化量表或问卷，将心理健康者和不健康者区分出来。心理测验的种类很多，如智力测验、人格测验、能力测验、兴趣测验、态度测验等。

（一）智力测验

智力测验是心理诊断中应用最多、影响最大的一种技术，主要用于评估人的智力水平和智力功能损伤或衰退的程度。常用的有韦氏成人智力量表和瑞文测验。1939 年，韦克斯勒编制了韦克斯勒贝尔维智力量表。1955 年，该表修订为韦克斯勒成人智力量表，是国际心理学界公认较好的智力测验，适用于 16 岁以上的成人。瑞文测验则适用于 5 岁的孩童至成人，测验对象不受文化、种族和语言的限制，使用方便，具有较高的信度和效度。

（二）人格测验

常用的有卡特尔 16 种人格因素问卷、艾森克人格问卷。卡特尔 16 种人格因素问卷是应用较广泛的人格测验，将 16 种人格因素的总分放在一起，可以得到关于被试者的人格剖析图，从中可以得到被试者的总体人格特征。还可以根据公式计算被试者的个性类型，并进一步评价被试者的心理健康状况等。艾森克人格问卷通过 4 个分量表的得分计算，制成剖析图，分析被试者的个性特征。

（三）症状自评量表

症状自评量表用来衡量门诊及住院患者的自觉症状及其严重程度，也可用于团体心理卫生普查。症状自评量表内容较多，反映症状丰富，能较好地反映患者病情的严重程度及其变化，故应用较多。

（四）心理幸福感的测量

1. 情绪性幸福感的测量

在研究幸福感各种形式之前，应该首先看看情绪圆周模型图中的内容。如图 2-1 所示，图中不只是关于从不快乐到快乐的效价变化，并且也是从低到高强度的心理唤起和激活过程。

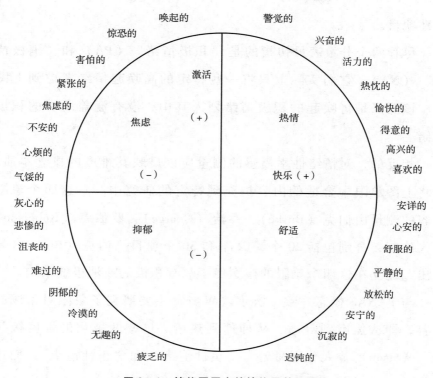

图 2 - 1 情绪圆周中的情绪及其位置

这个图的外部描绘的是两极的具体感受，每一个象限则是总结的分类名，如焦虑（高唤起的负性情绪）、热情（高唤起的积极情绪）、抑郁（低唤起的负性情绪）和舒适（低唤起的积极情绪）。这些分类是具有更复杂心理和行为结构的情绪集合的速记符，它们不代表整个"焦虑"分类或其他任何一个结构。

对于工作环境的研究，通常不能根据该图精确地确定所研究的情绪。例如，"积极情绪"可能被认为是涵盖这个图中的部分情绪，包括低唤起的和高唤起的情绪。然而，事实并不如此，一部分原因是，许多测量工具是建立在"积极和消极情绪列表"（PA-NAS）上的。PANAS是两个有20个项目的分量表，一个分量表包括如热情和兴奋的正性项目，另一个分量表包括如痛苦和紧张的负性项目。

尽管两个分量表最初指的是"积极情绪"（PA）和"消极情绪"（NA），它们实际上只将一些特定的高唤起情绪考虑到上图中。该图只是将唤起的积极情绪划入其中，没有涵盖所有的积极情绪。

相反的，对情绪性幸福感的测量应该反映其维度的概念本质，并将上图象限中合适的内容扩充到特定的研究中。对这四个象限内容的测量由伯克（Burke）、乔治（George）、罗伯森（Roberson）等人编制，分别包括 20 个、12 个和 30 个项目。伯克（Burke）等指出，建立在这四个象限的模型优于只有积极的或消极的结构。

与 PANAS 概念一致，沃尔（Warr）主要研究了象限对角线的内容，即从焦虑到舒适、从抑郁到热情。这些两极化的维度被沃森（Watson）等人分别命名为"负性情绪"和"正性情绪"，而这些更多是以其激活状态来测量的。还有学者提出，17 个情绪项目能够选择不同的组合形式来计分，逐个对每个象限或将象限成对或统一形成一个情绪的总体。在不同的情境下，应该根据环境和被试特点来选择计分，如侧重回答的简洁性还是测量工具的敏感性。

在测量情绪性幸福感时，还需要考虑和解决的问题是对选项的可能反应。测量工具在其"强度"和"频率"反应上会有区别，具体会问到感受的"强度"（如"一点也没有"到"十分"）或"频率"（如"从不"到"几乎总是"），那应选择哪种反应方式呢？

当一个人对自己的感受做综合判断时，需要心理平均值。强度平均值运用于如一次会议这样短暂时间内可能更合适，但是对于一个长时间段的情境比较困难。而频率可能比较适合对长时间段的研究，并且在提供信息方面可能更有优势，特别是对于矛盾心理的研究。

2. 测量综合性幸福感

第二种研究心理幸福感的方法不太一样，这里主要考虑两种其他的可能性——关于工作满意度和"积极论"主题。

在超过半个世纪的时间里，研究者和从业者都对人们的"工作满意度"有很大兴趣，并通过不同的方式来形成构念。其中的一个区别就是，和其他个体相关的工作因素是整合工作满意度还是分开满意度。例如，在"工作描述索引"提供了五个分开的对工作满意度特定方面的计分量表。

工作满意度一般通过两种不同的方法来测量，一种只问工作满意度，另一种则涵盖了其他积极体验的项目。有时，只用一个题目询问工作满意度情况，如"考虑所有因素，你对工作的总体满意度是怎样的？"更通常的情况是，分别询问对工作不同方面的满意度，然后将工作不同方面的满意度汇聚为一个整体指数。这类量表完全关注于满意度本身，在把握概念的本质及进一步操作化上具有优势。

另一种测评方法，除了考察工作满意度构念本身，还要测量工作的不同反应类型，并且将其纳入总体分数中。例如，目前广泛使用的量表都是对整体工作满意度的测量量表，含有如"大多数时候，我对我的工作充满兴趣"和"我发现我对工作乐在其中"的描述，或者对工作进行评价，如"值得的"、"理想的"和"浪费时间的"。当然，这种测评方法也具有其价值，它扩展了满意度的定义。混合反应的问卷涉及更加宽泛和积极的内容，可能会问到乐趣、热情、投入、价值感等等。有一个更广阔的视角是很有必要的，但是"满意度"的标签应该作为概念性定义的指标，并只测量满意度本身。

（五）心理学中抑郁和焦虑的评估

1. 功能评估

心理结构的起源和功能决定了如何对其评估和应用。在评估之初，明确评估的目的非常重要，是为了确定抑郁或焦虑的临床水平，还是为了了解"压力"或应激源如何影响健康的员工。这将进一步确定评估使用的适当性，以及可能随之而来的任何组织或个人的干预措施。

不同的评估将产生不同的数据类型（如个体与团体/环境因素，临床与组织等）。例如，在临床和组织常用的抑郁、焦虑和压力测评清单中，每一项测评都有其独特的优点和特点，如长度、形式、国际规范、特异性和广度、管理和解释的难易程度。

工作压力调查通常能确定职业环境中生理和心理压力的形式，有助于确定工作的应激源和应激。尽管倦怠、抑郁或焦虑属于工作应激的反应，但也有所不同。在有关情绪障碍研究中，许多重叠的概念和结构（如倦怠、工作压力、焦虑和抑郁）在不同的或相关的研究领域出现，但无论在类型和强度上都不同，因此，它们并不是等同的概念结构。今后的研究应该明确这些工具或调查与概念之间的结构效度（如抑郁、焦虑和应激倦怠）。利用临床评估法为组织进行评估时，需要专业和职业道德标准作为指导。例如，一个组织的压力评估不能确定焦虑的临床水平；同样，临床评估可能会错过组织方面的问题，因为它们通常来确定个人经历苦恼的临床显著水平。由于测试的概念和方法的不同，应用在工作场所的评估可能会夸大某些病态的表现，也可能错过关键数据。在工作场所中，应用修订和规范的临床评估，能从整体上考虑现有的组织结构的特异性和数据采集的规范性。

因此，临床心理学对于加强组织健康评价与实践有重要的贡献。通过组织和临床研究的相互借鉴和实践应用，评估的操作性定义将会更为清晰。清单中的测试对于该领域未来的评估和研究将非常有价值。

2. 评估方法

对于抑郁和焦虑，临床治疗专家和理论家们提出了各种各样的理论和定义，因此也发展出了不同的评估方法。行为主义倾向于对行为的特殊方面进行评估。例如，BD－Ⅱ的测试题目类似于DSM－Ⅳ－TR中抑郁症的诊断标准，询问被试者是否具有诸如睡眠困难、饮食习惯的改变和性习惯改变等表现。

认知主义认为，一个人对环境的认识反映了其对持续功能障碍的内部解释，所以人们的认知非常重要。病理性焦虑或抑郁的人，往往会用负面的视角来看待挑战、困难或消极事件。当事情不顺利的时候，他们经常责备自己（即内部原因），如"这是我的错，都怪我，我应该全部负责"，而不是从外部或其他人身上找原因，如"这是别人的错，这只是运气不好"。他们也倾向于从极端的视角看问题，如"我的整个生活结束了，一切都完了"，而不是根据特定时间或情况实事求是地思考，如"好吧，这会造成伤害，但这是暂时的，只会影响现在，并终将结束"。

第三种理论倾向于强调焦虑或抑郁病人的情绪性反应，并识别和强调特定情绪（如情绪低落、忧伤、动力下降、内疚或无价值感、压力、情绪激动、易激惹、愤怒、情绪不稳定等），这些情绪表明个体处于抑郁或焦虑状态。蒙特马利抑郁量表就是评估这些情绪性反应的。

第四种理论则侧重于生理表现（疲劳，睡眠、运动减少，肌肉紧张，心血管、胃肠道和自主神经症状等）。例如，汉密尔顿抑郁量表（HRSD）主要评测生理表现。

二　领导干部心理健康自测

比较正规的心理测验应该注意常模、信度、效度、标准化等要求。测验的常模是某一标准化样组在一定时空中实现的平均成绩。测验分数必须与常模比较，才能了解分数代表的意义。常模有年龄常模、百分等级常模、标准分数常模等。常模这把"尺子"，应该随着时间、地点的不同而改变。信度，指测验的可靠性或可信性程度，表现为一个测验的稳定性水平。效度，指测验的准确性或真实性，即一个测验确能测出它所要测量的特征或功能的程度。标准化，指测验应有固定的测验内容、测验方法、统一的答案和计分方法。

下面简要介绍的一些判断心理健康的测验，只是帮助大家形成一种粗略、大致的自我了解，希望大家慎重对待测验结果，把它作为一种维持和促进心理健康的参考资料，不要迷信它，更不要为"心理不健康"的结果背上包袱。如果确实发现心理不健康，应该到心理咨询治疗机构进行进一步的心理诊断，并接受治疗。下面提供几种自测量表和测验方法及其说明，供参考。

（一）焦虑自评量表（SAS）

焦虑自评量表（SAS）与抑郁自评量表（SDS）十分相似，是一种分析患者主观症状的简便临床工具。适用于具有焦虑症状的成年人，能够较好地反映有焦虑倾向的精神病求助者的主观感受，具有广泛的应用性。

SAS 有 20 个项目，大多数项目为负性提问，只有 5、9、13、17、19 条为正性提问。注意正性提问项目应反向计分。"1"表示没有或很少时间有；"2"表示有时有；"3"表示大部分时间有；"4"表示绝大部分或全部时间都有。20 个条目中有 15 项是用负性词陈述的，按上述 1 至 4 顺序评分。其余 5 项（第 5、9、13、17、19）注 * 号者，是用正性词陈述的，按 4 至 1 顺序反向计分。

SAS 的主要统计指标为总分。将 20 个项目的各个得分相加，即得粗分；用粗分乘以 1.25 以后取整数部分，就得到标准分。按照中国常模结果，SAS 标准分的分界值为 50 分，其中 50~59 分为轻度焦虑，60~69 分为中度焦虑，70 分以上为重度焦虑。

（二）抑郁自评量表（SDS）

评定抑郁情绪的量表很多，如流调中心（CFS）抑郁自评量表、Hamilton 抑郁量表、Zung 抑郁自评量表等。抑郁评定量表有自评和他评的，Hamilton 抑郁量表是他评的，Zung 抑郁自评量表是自评的。抑郁自评量表，简称 SDS，是美国心理学家于 1965 年编制的。SDS 由 20 个条目组成，每个条目相当于一个有关症状，按 1~4 级评分。20 个条目中有 1O 项按 1~4 级顺序计分，另外 10 项反序计分。总分为各个项目得分之和，分数越高则表明抑郁症状越严重。

SDS 的主要统计指标为总分。将 20 个项目的各个得分相加，即得粗分；用粗分乘以 1.25 以后取整数部分，就得到标准分。抑郁严重度指数＝各条目累积分/80。划界分：粗分划界分为 41 分，标准分划界分为 53 分，严重度指数范围为 0.25～1.0，指数在 0.5 以下为无抑郁，0.50～0.59 为轻微至轻度抑郁，0.60～0.69 为中至重度抑郁，0.70 以上为极重度抑郁。

（三）情绪的自我测评

任何一个干部，要对自己的情绪进行有意识的调节与控制，自我评价是一个首要的问题。自我评价，就是对自己性格所制约的情绪特征类型与自己在工作活动中所承担的职责是否适应所做的自我认定。自我评价要对自己采取剖析的态度，随时检查自己、解剖自己，抛弃、改掉那些与自己的职责不相适应甚至有害的个人情趣，保持那些于自己的职责有益的个人情绪。领导干部要经常对自己在工作中的情绪进行反思，找出不适宜自己工作的情绪上的不良表现，注意克服。具体来说可以采用的方法有：第一，个别谈心法。可向别人征求意见，个别约谈有关人员，征求他对自己平时工作中一些行为表现的看法，借以了解他人对自己平日情绪表现的反应。第二，集体问卷法。根据需要，设立一些项目，制成问卷，对与自己有关人员进行问卷调查，了解别人对自己情绪的评价。第三，专题会议法。自觉利用相关的工作总结会、行政生活会、党员生活会，以诚恳的姿态，征求别人对自己的意见，也会获得对自己情绪的真实的看法。第四，征求上级意见法。即适时地听取上级对自己情绪的意见与评价。

（四）紧张焦虑度的自测

紧张焦虑往往是由压力过大造成的，对身体产生不良影响，可引起心脏病、消化性溃疡、高血压、失眠、头痛等。因此，出现紧张焦虑现象要给予足够的重视，按紧张焦虑的程度，进行自我调节，或咨询心理医生，进行治疗。紧张焦虑的程度如何掌握呢？可参考自测紧张焦虑度诊断表进行自测。

　　紧张焦虑度诊断表列举了 30 项症状，如果出现 5 项，属于轻微紧张型，只要多加留意，注意调适休息，即可恢复；如果出现 6～10 项，属于紧张型，需要咨询心理医生，根据医生的建议和方法，进行调整和观察；如果出现 11～20 项，属于严重紧张型，必须去看医生；如果出现 21 项以上，就会出现适应障碍，必须引起特别注意。

第三节　领导干部心理问题的调适方法

一　拥有良好心态有方法

　　人与人之间为什么会有差别呢？其秘密还是在于人的"心理"。可以这样说，有什么样的心态，就有什么样的人生。那么，干部究竟要努力拥有哪些良好的心态呢？与此同时，应尽力避免哪些不好的心态呢？这是一个见仁见智的问题，但下面几种心态是良好的心态，作为干部应尽力去拥有。

　　心态是人的大脑通过感觉、知觉、思维反映客观现实以后所形成的认识和采取的行动。心理决定态度，有什么样的心理就会有什么样的态度。如果认识和行为打破了心态的平衡，就会扰乱五脏六腑的正常运转，影响身体健康。关于心态的描述具体如下。

（一）积极进取的心态

人的生命是有限的，人生也难以处处如意。但如何使自己活得有意义、有价值，从根本上说，取决于人的心态。积极的心态和消极的心态，其结果自然不同。人的头脑很神奇，积极的心态能让你不断地往大脑中枢输入正面的信息，自动过滤和删除消极的信息，不断开启你的心智，想出办法，解决问题。实践反复告诉我们，成就人生有十大积极心态：执着、挑战、热情、奉献、激情、愉快、爱心、自豪、渴望、信赖；而毁坏人生也有十大消极心态：畏惧、愤怒、冷漠、紧张、忧虑、敌意、嫉妒、贪婪、自私、麻木。俗话说得好：心由境造，境由心生。

如何才能培养积极的心态呢？具体来讲，要做到：第一，切断和过去失败经验的所有关系，消除你脑海中那些与积极心态背道而驰的所有不良因素。第二，找出你一生中最希望得到的东西，并立即着手去得到它，借助帮助他人你可以得到同样好处的方法，去追寻你的目标。第三，确定你需要的资源后，便制订如何得到这些资源的计划。然而，所制订的计划要切实可行，既不保守，也不好高骛远。第四，要使自己了解，打倒你的不是挫折，而是你面对挫折时所持有的心态，训练自己在每一次不如意的处境中都能发现与挫折等值的积极的一面。

（二）阳光心态

阳光是世界上最纯粹、最美好的东西。决定我们生活是否快乐的不是头顶直射的阳光，而是自己心中那一轮冉冉升起的朝阳。亚里士多德说得好，生活的本质在于追求快乐，而使生命快乐的途径有：第一，发现使你快乐的时光，增加它。第二，发现使你不快乐的时光，减少它。很显然，拥有阳光心态的人不是没有黑暗和悲伤的时候，而是他们追寻阳光的内心不会被黑暗和悲伤遮盖而已。

塑造阳光心态，需要明确自己的价值期许（期望值过高或过低都不恰当，每个人都应该对自己有正确的判断和估量）；不断地反思自己的情绪（认识自己是困难的，但也是十分重要的，要学会善待自己）；及时调整自己的心态；建立平衡的人生目标；保持健康的身体。

（三）创新求变的心态

所谓创新，就是首创前所未有的具有相当社会价值的事物（或形式）。创新过程的实质就是建立某种新东西，而非原有事物的再现，也就是说，创造性并非重复性，创新就意味着突破、飞跃和前进。

"创新是一个民族进步的灵魂，是一个国家兴旺发达的不竭动力。"人类的发展史实质上是不断创新的历史；不同国家的经济竞争，实际上是创新能力和创新规模的竞争。历史的发展表明，哪一个民族和国家在某个时期善于创新，它就发展迅速，变得强大；什么时候缺少了创新，就会落后。

个人的发展同样如此。变是绝对的，不变是相对的。当今世界，唯一不变的是变，以变应变和在他人未变之前自己先变，这是竞争社会的赢家要领之一。创新求变首先要增强观念创新的意识，有了想法，有了观念的创新，就会觉得自己的知识还不够，工作还可以做得更好，自然就会有一种求知的心态、求上进的心态、创新求变的心态。

（四）超越突破的心态

战胜自我的过程就是一个超越的过程，当你遇到心灵障碍这个巨大的敌人时，一种恐惧感油然而生，但当你超越了自己的恐惧时，当你获得了新生后，你就会感到轻松自在。

在现实生活中，干部时常会面对这样或那样的、见仁见智的意见，使自己陷入左右为难、无所适从的尴尬境地。如果缺乏自信和主见，对他人的意见缺乏辨别能力，左右摇摆，举棋不定，就一定会耽误时机，浪费资源，影响成功。其实，对于他人的意见大可不必惶惑，我们能否善于分辨、正确处理，关键还在于我们自己本身。

那么，如何"突破自我""超越自我"呢？答案就是要充分合理地利用资源，突破思维定式，具备一定的身体条件，加强有效沟通，有明晰的工作思路和正确的工作方法，加强团队合作，克服心理障碍，相信自己能够成功。

（五）共赢心态

当今世界，全球化、信息化、网络化不仅加剧了竞争，而且促进了合作。在一个共荣共赢的时代，没有共赢思维和合作能力的人，最终将会失去生存发展的机会。人生有"三成"，即"不成""小成""大成"。依赖他人、受他人控制或影响的人将终生一事无成；孤军奋战、不善合作的人，只能取得有限的成功；只有善于合作、懂得分享、利人利己的人才能成就轰轰烈烈的大事业，实现人生的大成功。

共赢是人际关系的最高境界，是成就大事业的前提。现实生活中一般有四种人：一是能力较低但态度很好；二是能力高但态度不好；三是没有能力态度又不好；四是能力高且态度积极（敬业负责，表现忠诚，成长第一，加强沟通）。哪种人受人欢迎不言而喻。所以，干部要注意塑造共赢的心态，学会互利共生，学会微笑竞争，学会宽容，学会妥协；要确立共赢的品格，既利人也利己；要懂得自己所遇到的困难，需要靠上级、下属、同事、朋友等方方面面的支持和帮助，用团队的力量去战胜它们。

（六）空杯心态

所谓空杯心态，就是随时对自己拥有的知识和能力进行清理，清空过时的垃圾，为新知识、新能力留出空间，永不自满，始终保持身心的活力。空杯心态是对自我的不断扬弃和否定；是忘却成功，学习变化，在鲜花和掌声面前看到差距，在困难和挫折面前不丧失信心；是不断清洗自己的大脑和心灵，把外在和内在的过时的东西、心灵的杂草、大脑的垃圾等统统清除；就是不断学习，与时俱进。

一个人要以变制变，就应具有空杯心态。空杯心态是挑战自我的永不满足。因此，塑造空杯心态就是要做到：永不自满；定期给自己复位归零；勇敢地走出经验的误区，打破思维的惯性和惰性，克服骄傲自大，全面接受新的知识和技能；不能忘记成功的背后可能的失败，要时刻保持清醒的头脑。

二　以读书滋养心灵

人的心灵就像土地一样，也需要不断施肥，不断灌溉，以增加营养，否则就会干涸、瘠薄，生长不出苗壮的庄稼。当然，给心灵增加营养的方式多种多样，如阅历、经历、体悟等，而读书则是最便捷、最有效、最实际的一种方法。

好书是哺育心灵的母乳，是铸造灵魂的工具，是启迪智慧的钥匙。"腹有诗书气自华"，一个人的精神成长，与其阅读情况是息息相关的。"人若不读书，则尘俗生其间，观镜则面目可憎，对人则语言无味"，一个不爱读书的人肯定容易缺失人文精神。列宁说："书籍是巨大的力量。"高尔基说："书籍是人类进步的阶梯。"培根说："读书足以怡情、足以博采、足以长才。"世上能识字、会读书的人，一般都拥有"三个世界"，即过去、现在和未来。而不识字、不爱读书的人在时间与空间上与之比较自然就相距甚大，至少对过去和未来知之甚少。尤其在现代社会，一个不读书的人，恐怕自身生存质量都是大问题，更不可能做出许多有利于社会进步的事情来。

人们储存的知识，不时地在遗忘，唯有养成每天读书的习惯，知识的水库才不至于枯竭。何况世界发展日新月异，知识及书籍成倍增长。作为一名现代干部理当在读书方面成为大家的榜样，政治、社会、经济、军事、哲学、文化、科技、宗教等方面的书籍都需要涉猎，尤其是有关马克思列宁主义、毛泽东思想、邓小平理论、"三个代表"重要思想、科学发展观以及习近平新时代中国特色社会主义思想方面的书籍，一定要精读，这不仅是做好工作的现实要求，也是提升思想境界、改造世界观的客观需要。

然而，读书又是一门很深的学问，其妙无穷。有的人读书并不是很多，用起来却得心应手，显得颇有学问；有的人手不释卷，但成效甚微，一到用时，便捉襟见肘。这里面就有一个能读书和会读书的问题。南北朝时期，有个名叫陆澄的人，从小好学，非常刻苦，青灯黄卷，皓首穷经，"行坐眠食，手不释卷"。他读了三年的《易经》，虽然内容背得滚瓜烂熟，但对书中的道理，却说不出个子丑寅卯来。他立志要编一部《宋书》，鼓了一辈子的劲儿也没有完成。当时的一位学者，尚书左仆射王俭跟他开玩笑说："陆公，书橱也。"意思是说，陆澄像个书橱，表面看"藏"书不少，其实是食而不化，不能算是会读书。读书需讲究方法，最重要的是要融会贯通、学以致用。但读书历来没有固定的模式，也没有统一的标准，大概有效、管用便是最好的方法。凡是对身心有点益处的书籍，都可以阅读。读书最大的好处在于能开阔人的心胸和思维，增长见识，提高才干，也能医治俗气。当然，万万不可只读闲书，而应多读些与工作以及个人修养有关的书籍。在阅读的过程中，还应学会欣赏与批判并重，吸收、借鉴和思考、运用并重。此外，还须注重阅读"无字之书"。

一个人不好读书，总有种种理由。"春天不是读书天，夏日炎炎最好眠，等到秋来冬又至，不如再等到来年。"其实，读书是四季皆宜的。关键在于要成为自身的一种认识、一种需要、一种习惯、一种生活方式。干部应用"挤"和"钻"的劲头对待读书，尽可能少些应酬、多读一些书籍，应保持如饥似渴地去阅读的良好状态，真正把读书当作自身工作的一部分、生活的一部分、生命的一部分。

三　用信念增强心理承受力

作为领导干部，如何健康决策，如何善待下属，如何看待名利，如何协调人际关系，如何面对诱惑……能否正确处理这些问题，心理是否健康起着至关重要的作用。因此，领导干部要有较强的心理承受力，领导干部肩负着一个地方、一个部门和谐稳定发展的重要职责。他们的言行举止、喜怒哀乐往往会影响全局。作为一名领导者要不断加强心理承受力的磨炼，努力提高自身的"耐挫性"以应对各类突发事件和繁重工作，这样才能保证所管理的部门和分担的工作健康有序地发展。提高心理承受能力的主要途径通常有以下四个方面。

（一）磨砺百折不挠的意志

现实生活中，人们不难发现，一些有知识、有能力的干部并不一定能成为优秀的领导人才，而只有那些有知识、有才干而且意志坚强，能够依靠百折不挠的顽强意志去克服和战胜那些看起来是无法克服的困难的干部，才能成为优秀的领导人才。也就是说，意志的强弱，往往能决定成功的大小。

（二）锤炼克己忍让的情操

面对谣言和诽谤，理直气壮地去战斗固然可取，但最明智的选择还是克己忍让。克己忍让具有"不战而屈人之兵"的功效。这里所说的忍让并不是胆怯和无原则的退让，而是一种理智的沉默和战斗，是一种策略和艺术。克己忍让也是一种美德、一种修养、一种风度。何况谣言再逼真，也不过是一句谎言而已，随着时间的推移和实践的验证，谣言本身会不攻自破。

（三）开拓创新

人必须理性地思考自我和周围世界，随时准备放弃、扔掉那些僵化的、自我灌输的腐朽思想和陈腐观念，坚持开放性思维、创造性思维和逆向思维，以科学的人生哲学作为自己合理的支持信念。一个干部能否成功，智商是基础，而良好的心理素质、合理的思维观念、恰当的思维方法才是关键。可以这样说，干部心理承受能力提高的过程，实际上就是与时俱进，同自己的不合理的思想做斗争的过程。

（四）达观向上

有了达观的思想，便可充分发挥自己的能力。有了豁达和向上的态度，就不会为芝麻小事而斤斤计较，也不会在乎他人对自己的看法。因此，提高心理承受能力，还在于自身要有一种达观的人生态度。

四　接纳完善自我而后超越自我

应当指出，接纳自我是发展健全自我的核心和关键。积极地接纳自我就要做到：一是接受自己，对自己比较满意，有自豪感、成功感、价值感和愉快感。二是开朗乐观，感到生活有乐趣和温暖，对未来充满憧憬。三是冷静而又理智地对待自己的得与失、成与败，客观看待自己的长处和短处。在自我接纳的基础上，培养自己的自信心和适度的自尊感，才是正确的自我对待方式。认识自我是一种境界，是我们在现代社会中所应具有的素质。那么，首先就应该明白什么是悦纳自我。可以说，只有真正地做到以上几点，我们才能真正地悦纳自我。

完善自我的过程同时是一个塑造自我、超越自我的过程。自我认识是不易的，自我控制也很难，若再期望自我开拓、提升、超越则更是难上加难。但对于一名干部来说，不仅要积极地接纳自我，更要努力地超越自我。

干部对待工作、对待事业，要用心、认真，全力以赴，使自己的能力、品性得到发挥。行动之后再反省得失原因，再度投入行动。一旦有所成就，便再反省总结。如最大限度地循环往复进行，便一步一步使自我得到扩展和深化，自我的境界也就自然而然得到提升。

很显然，超越自我，就是要把昨天的成就当作今天的起点，用今日之我战胜昨日之我，使明日之我比今日之我更进步。当然，完善自我、超越自我是不可能一帆风顺的，需要付出艰辛的努力和沉重的代价。每个干部都应珍惜已有的自我，追求更好更高的自我，既注重个人能力的发挥、理想的实现，又注重投身社会实践，为民众服务，担当起历史重任，在为他人和社会服务中实现自我的价值。

五　提高工作效率应具备高度注意力

干部要适应领导工作的需要，就必须具有良好的注意力。而干部良好的注意力主要体现在注意力的稳定性、注意力的广阔性、注意力的转移性三个方面。注意力的稳定性是指能够在长时间内把注意力保持在稳定的对象或活动上。能始终不渝地把注意力集中在自己所从事的事业上，不动摇、不分心；在自己从事的事业中，能够长时间地把注意力集中在主要问题上，不过多分散精力。对于干部来说，也就是在处理完一件事后，注意力能迅速地转移到另一件事上去；在完成上一阶段的工作后，注意力能马上转移到下一阶段的工作上去。

事实告诉我们，干部良好的注意力，特别是注意力的稳定性，有助于干部集中精力解决工作中的主要问题，提高工作效率。黑格尔曾经说过，那些什么事情都想做的人，其实什么都不能做，而终于导致失败。著名作家王蒙也说过："聚精会神就是天才。"当然，作为一名干部应当具备广博的知识，但是，须紧紧围绕自己所从事的事业来扩展自己的知识面。只有专心致志地把注意力放在解决那些关键性的问题上，才能够取得工作上的高效率。与此同时，干部在解决一个问题后能够马上转移到另一个问题上去，也可以提高时间的利用率。

干部的注意力是可以自我培养的。要培养良好的注意力，要做到：首先，应当树立明确的目的，培养稳定的兴趣。目标明确、心中有数，才能有意识地进行各种活动。明确的追求目标可以引起强烈的行为意识，容易形成较强的注意力。其次，应当加强意志锻炼，尤其要加强自制力的培养，与分心做斗争。意志坚强的人注意力就比较好，就能够自觉地控制自己，同自己的分心做斗争。

六 培养顽强的意志力

各种挫折和压力正是导致干部心理问题的主要因素，能否承受挫折，取决于干部是否具备良好的意志品质和顽强的意志力。意志品质不是天生的，需要每个干部在实践锻炼中培育和养成。

（一）增强目的性

一个人无所事事、消极度日，一定是心中没有目标。奋斗目标是人生最大的动力源泉，有了目标就会使人调动一切积极因素来实现目标，在实现目标的过程中也会想尽办法去克服任何阻力和障碍，绝不会在困难和挫折面前半途而废、浅尝辄止。意志力就是在坚持不懈地朝着既定目标努力中产生的。

（二）培养自觉性

当一个人完全自觉地从事某项活动时，就能始终保持活跃而清醒的头脑，十分理智地控制自己的心理和行为，并把精力集中在既定目标上。增强自觉性，一方面要努力克服执行决定中产生的怯懦、犹豫、懒惰等，另一方面还要善于在行动中克制冲动行为，从而更坚定地执行自己的决定。缺乏自觉性，人的行为必然带有很大盲目性，情绪也极易受干扰。

（三）树立自信心

悲观消极是意志薄弱的一种表现，而自信心则是意志坚强的内在支撑。一个人有了自信心，才能战胜自己的怯懦与自卑，才能有勇气面对现实、战胜困难和挫折，把事情办好。

（四）克服惰性

惰性在每个人身上都或多或少地存在，当一个人被惰性所支配时，就会整天没精打采，死气沉沉。惰性是一种消弭意志的精神病毒。克服惰性的最好办法是做好当前的事情。

第四节　领导干部应对重大事件的心理能力

一　心理能力概述

（一）心理素质

心理素质的概念是相对于心理状态而言的，是指一个人较为稳定、基本不变的一些心理品质特点。心理素质的养成更多地跟个体在成长发展过程中所体验和发展出的诸如安全感、被关注、被尊重、自我控制感、成就感、亲子依恋及同伴之间的竞争和合作关系等有关。这些心理品质大部分是在家庭教育中习得，随着个体的成长，学校教育和社会人际关系对他的影响逐渐增大。

（二）专项能力

这项心理能力跟一个人的智力发育有关，也跟个体的人格类型有关。简单而言，就是我们常说的"特长"，这里更主要的是指一个人的优势和思维偏好。不同行业、不同岗位、不同环境所要求的专项能力是截然不同的，如客运、售票等窗口工作和从事调度、检修等技术工作，对个体专项能力的要求就迥异。客运工作人员最需要具备的专项能力是表达能力、情绪控制能力、社会交往能力等，也就是"右脑优势"；而技术工作则更侧重个体的严谨、细致、行为控制等"左脑优势"能力。这些都是组织在选拔、培养、考核职工的时候需要考虑的，包括人岗匹配、环境匹配等因素，这都可以依靠专业的心理技术来实现。

（三）应激能力

应激能力也叫压力应对能力，是指个体在遭遇重大事件或情境压力时的应对方式和行为风格。个体应激能力的高低和他本身的心理素质相关，也取决于他的社会支持系统及他对这个系统的利用程度和能力。

二　应对重大事件的决断力培养

（一）要树立"大局意识"

重大事项决断，首要问题就是要认清何谓重大事项。一般而言，对组织或者个人全局、未来产生重大而深远影响的事项都可称为重大事项。由此，我们知道，重大事项最显著的特点是其对全局的重要性和较大范围的影响性。这种重要性和影响性决定着我们在做出重大事项决断时必须考虑大局，树立大局意识。

1. 树立党性意识

这种党性意识要求每一个领导干部在任何时候、任何情况下，都要把党和人民的根本利益摆在高于一切的位置上，自觉同党中央保持高度一致，自觉维护中央权威，确保有令必行、有禁必止。在涉及局部与全局、个人与整体、当前与长远利益时做出正确选择，真正做到局部服从大局、个人服从集体、下级服从上级。有这种大局意识的人，必能严格遵守党的纪律，必能权为民所用、情为民所系、利为民所谋。

2. 处理好利益关系

树立大局意识，要处理好整体利益与局部利益的关系、长远利益与眼前利益的关系。讲大局，很重要的一点，就是要正确处理个人利益与整体利益的关系，领导干部必须保持高度自觉，工作上要以大局为重，个人荣辱应该置于组织利益之后，在某些情况下，为了整体利益需要牺牲某些局部利益，为了长远利益需要牺牲某些眼前利益。

3. 善于抓住主要矛盾

要善于抓住主要矛盾，解决全局性问题。把握大局，需要处理好各方面的问题，需要不失时机地紧紧抓住整个工作的主要环节。在解决和处理具体问题时，把自己的思想、行为摆在大局之中，研究全局，找准主攻方向，然后才能找到突破口，把握工作的重心。学会识大体、谋全局，学会取舍和抓住主要矛盾，不纠结于细枝末节，不眉毛胡子一把抓。

（二）要具备"长远眼光"

当今时代，全球化趋势需要用世界眼光、长远眼光来分析和判断事物。对领导干部而言，是否具备长远眼光是衡量其境界和胸怀的重要标准。具备长远眼光的领导干部，就会在日常的工作中，用长远的眼光、发展的观点来看待眼前和现实的问题，而不就事论事、急功近利；就会纵观全局，站得高看得远，对重大战略问题有更为清晰的认识和更准确的定位，不会只顾一点、不及其余，从而做出科学理性的决断。

从本质上讲，具备长远眼光，就是要求我们想问题、做决断时要从长期看短期，以未来看现在，用长远的观点、发展的观点来对待眼前和现实的问题，而不是简简单单地就事论事。尤其是在事关全局和影响深远的重大事项面前，更要有长远眼光，从而产生"一招落子，满盘皆活""牵一发而动全身"的效果。

1. 打好基础

"基础不牢，地动山摇"，突出强调了打好基础的重要性。事实上，多做打基础的工作正是具有长远眼光的做法。在实际工作中，我们要善于立足当前，谋划长远，不急功近利，扎扎实实做好基础工作。这种打基础的工作，虽然当下未必有显著的成效，但功在后代、利在千秋，是具有长远眼光的做法。

2. 要有耐心

要有耐心，主要有两层意思：一是无论在成功或失败时，都不因一时之境而随意改变大的目标和方向，除非对大目标有了新的、更准确的判断，正所谓"失意时莫灰心，得意时莫忘形"，保持朝着目标前进的定力；二是在朝着目标前进的过程中，不可急于求成，而要有"九层之台，起于垒土；千里之行，始于足下"的意识，积小成为大成，积小胜为大胜，经过不断的积累，最终实现战略目标。

处理好当下与长远之间的矛盾。当下与长远往往是相互矛盾的，当下安逸，以后未必安逸；当下艰难，以后未必艰难。一个有长远眼光的人，往往善于舍弃当前的小利益而获得将来的大利益，敢于忍受当前的小挫折而求得将来的大胜利，从而能恰当地处理好当前和长远的关系。

（三）要培育"战略思维"

战略思维是人类概念思维的一种，是一种高级的思维方式，强调高瞻远瞩、统揽全局，善于把握事物发展的全局和未来方向，具有一定的高度和深度。从战略思维的内涵来看，其具有三大特点：一是整体性。战略思维的着重点是先见森林，后见树木，甚至是只见森林，不见树木。战略思维往往关注细节背后的整体模式，正如彼得·圣吉所言，"我们必须超越个性和单独事件来观察。我们必须看透那些形成单个行动的基本结构"。二是前瞻性。前瞻性又称预见性，即提前预判事物的发展趋势，并做出相关谋划，是指向未来、面向未来的思维。"盖明者远见于未萌，而知者避危于无形"就是强调思维的预见性。三是创新性。战略思维要求提出新思想、新观点、新理论，制定新战略。不唯上，不唯书，不唯经验，只唯实，勇于破旧立新，在科学认识的基础上，有新见解、新突破。

要有善抓机遇的动态思维。战略思维并不能保证结果十分准确，尤其是在重大条件发生变化的情况下，我们要根据局势的变化，及时做出反应、调整决断，所以我们要对战略思维的结果保持开放的态度。在条件变化时，在机遇来临时，要善于抓住机遇，而抓机遇贵在及时，贵在当机立断，正所谓"当断不断，反受其乱"。

要掌握战略思维的方式。战略思维方式根据不同的划分标准可以划分为不同的类型，一般有三类：一是系统性思维方式。根据事物所具有的系统性质来考察事物，按照事物具有的系统性质分析、判断事物的运动变化与发展，呈现事物的整体性、时空性和功能性。二是前瞻性思维方式。是指向未来、超越实际发展阶段的思维，重点根据现状考察事物未来可能出现的各种趋势。三是创造性思维方式。战略思维的前瞻性决定了战略思维活动绝不能囿于陈旧的、教条的局限，而应当有所创新。此外，还有开放性思维方式等战略思维方式。

三　应对具体事件的能力培养

（一）应对重大安全生产事故的能力培养

1. 转变观念，身体力行

要坚持以人为本，从举国救灾向举国减灾转变；坚持预防为主，从不惜一切代价应急处置向千方百计做好应急准备转变；加强风险治理，从以事件为中心向以风险为中心转变；坚持底线思维，立足应对大灾、巨灾和危机。

2. 大力提高应急管理能力

我们应当把应急管理的主攻方向放在突发事件应对准备的重点和难点上。最近公共安全科学家对我国的公共安全科技水平做了一个评估，他们说得很形象：就像马拉松赛跑，我国现在已经进入第一方阵，但处在跟跑状态。我们必须勇于创新，力争达到国际领先水平。特别是加强以风险治理为核心的应急管理基础能力建设，加强监测预警能力建设，加强信息与指挥系统能力建设，加强应急救援队伍能力建设，加强物资保障能力建设，加强紧急运输能力建设，加强通信保障能力建设，加强恢复重建能力建设，加强科技与产业支撑能力建设，加强应急管理科普宣教能力建设等。我们要认真贯彻《国务院办公厅关于加快应急产业发展的意见》，大力发展应急产业，培育新的经济增长点。

3. 提高领导干部应对危机与风险的能力

危机中最需要领导权威，但有的时候又缺乏领导权威。领导权威的缺失往往成为危机处理失败的开始，因为等待的过程中失败情绪会发酵、蔓延。所以，各级领导干部勇于负责、敢于担当，是非常重要的。同时，还要鼓励指挥员在危机时刻敢于负责、敢于担当，科学、冷静、果断决策。要在强化问责制的同时，建立容错机制，对危机处置中的一些决策行为予以"宽恕"

危机的基本特征是突发性、破坏性、无序性、复杂性、紧迫性、高变异性、低预测性。在应对危机中，很多领导干部勇于负责、敢于担当。例如，2008 年低温雨雪冰冻灾害，湖北省委、省政府的主要领导同志首先提出"高速公路、低速运行"。当时京广线全部中断，向京珠高速上分流。时任湖南省委书记张春贤同志果断提出对分流车辆不罚款、不卸载、不检查、不收费。汶川地震处置中，时任四川省委书记刘奇葆同志果断提出"开仓放粮"等，这些决策都为当时应对灾难和危机发挥了重要作用。

　　危机处置最能考验领导者的应急能力，领导者要积极提高自身的综合素质。综合素质 = 忧患意识 + 有关知识 + 应变能力 + 健康体魄心态，首先要有忧患意识，然后要掌握有关知识，再就是通过实践将其变成能力，而且在当前繁重的任务面前，领导干部还得有个健康的体魄和心态。

（二）应对媒体危机的能力培养

1. 不退缩，正视"负面报道"

　　虚假报道是指媒体所报道的各类事实出现新闻要素（时间、地点、人物、事件起因、过程、结果等）或新闻细节（事件细节、人物语言等）与客观不符的情况。它分为主观故意和主观无意两种。虚假报道是新闻事业的"毒瘤"。在众多的信息渠道中，人们之所以倚重新闻媒体，就是因为新闻媒体作为专业的传播机构，能够给公众提供真实、权威、准确的信息。一则虚假新闻制造的热点可能过一段时间就会过去，但是留给受众的负面印象却很难消除。

　　目前，传播方式变革势头迅猛，媒体格局变化日新月异，虚假新闻的传播和蔓延呈现如下新特征：一是负面影响被网络进一步放大；二是由都市类媒体向传统主流媒体蔓延；三是由文体娱乐报道向经济时政领域扩张；四是媒体之间"交叉感染"现象不断出现。

　　负面报道从某种角度而言，是有一定积极意义的。但是虚假报道,却会产生极其负面的影响,不仅会使公众无法辨识事实的真相,而且会直接有损于某些政府部门和领导干部的形象。因此,在构建社会主义和谐社会的过程中,各级领导干部必须直面虚假报道,第一时间公布事实真相,正确地引导舆论。

在媒体环境日益复杂的当下,虚假报道多集中于突发事件。突发事件来势凶猛,整个事件过程发展变化迅速,有时甚至无章可循,而且由于信息不畅通或者不全面,其发展与结果往往带有不确定性,难以预料。加之突发事件巨大的破坏性、危害性及其负面影响,突发事件一旦发生,时间因素就显得尤为重要。政府是公共信息最大的拥有者和控制者,尤其是在应对突发事件的过程中,政府更是处在核心地位,这使得政府在突发事件的应对中具备了实现信息公开的可能性。而且突发事件具有影响社会秩序的潜在危险,应对必须迅速准确,这更决定了政府信息公开的极大必要性。

2. 树立正确价值观,传递正能量

在网络中要积极建立具有主流价值观的意见领袖,特别是领导干部、知识分子要成为各领域的意见领袖,引导网民遵守法律规范,坚守道德底线,在发生社会矛盾时能够理性认识。这样就能用积极健康的网络舆论占据网上主导地位,传播网上正能量。

我国正处于社会转型期,各种矛盾和问题凸显,人们在生存和发展以及参与社会竞争中,面临不少矛盾、困难、压力和挑战,造成部分社会成员心理压力增大,特别是面对发展中出现的一些利益矛盾,产生了一些不同的看法和各种不满情绪。怎样让意见领袖们在突发事件中发挥更大的作用,同时避免可能的风险是我国政府网络舆论引导的新课题。具体应该做到：一是尽快建立意见领袖的自治规则，让意见领袖接受、熟悉、运用和遵守，并自觉地在这一套规则之下共同运行；二是培育意见领袖的自律精神，广大意见领袖要增强自律意识，自觉诚信守法，自觉抵制和反对网络民主中的消极现象；三是提高意见领袖群体的自组织水平。这种组织化不是外在强加的，而是群体内生的，需要他们去探索和发展。

四　基层干部应对重大事件的心理舒缓方法

（一）提高基层干部处理突发事件的能力

基层领导干部在应对突发事件中出现心理危机，与其处理突发事件的能力不足有关。如果能妥善处理突发事件，在应对突发事件中的心理危机必然小，因此，提高基层领导干部处理突发事件的能力是重要的缓释方法。关于如何提高基层干部应对突发事件的能力，最重要的就是身处基层一线的领导干部，既有离事发地近、熟悉当地民情的地域优势，又存在可调配资源少、缺乏专业支撑团队的缺陷，所以在应对和处置突发事件时，需要综合运用好"赶、报、应、疏、防"5个步骤。

1. 赶——立即赶赴现场

无论是乡镇领导还是一般干部，必须在事件发生的第一时间赶赴现场，这是处置突发事件的第一准则，也是检验领导干部责任担当的第一指标。领导干部在立即赶赴现场的同时，要及时调动本地可用资源同步联动。在人力组织方面重点动员领导干部、应急联防队、属地相关部门、村（社区）党员干部和社会贤达骨干人员，专业支持方面要首先通知属地公安派出所、专业救助单位、相关行业协会和有资源可利用的相关企业，尽可能做到一地有事、多方联动。

2. 报——迅速争取支援

迅速、准确地向上级党委、政府和分管领导报告现场真实情况是处置突发事件的纪律要求，也是跨权限调用应急资源的最佳选择。这一环节要做到：一是初报要快。领导干部对现场情况初步预判后就要立即上报，为上级领导启动预案并与职能部门会商赢得时间。二是续报要准。在上报现场真实情况的同时，必须持续跟进上报现场急需支援的专业人员、应急装备和需要周边地区共同处置的相关事项，以便上级领导迅速做出调配决策并与周边地区实行应急联动。三是结报要全。全面梳理事件前因后果、成败得失，为今后的预防和处置工作提供借鉴。

3. 应——制订应对方案

应对较大规模的突发事件，领导干部在现场处置过程中很难就事论事解决问题，在制订应对方案时要同步考虑四个环节：一是事件本身的应对方案。这一环节的对策措施因事而异，但在资源合理调配和协调高效顺畅上要重点考虑。二是衍生问题的应对方案。重点考虑可能出现的交通堵塞、电力中断、通信瘫痪、发生次生事故等因素，需要争取相应的专业部门支持。三是周边联动的应对方案。诸多突发事件事发一地，关联周边，甚至跨县、跨省和跨国，领导干部要在争取上级支持的同时，主动和相关方联系，建立工作互动机制。四是舆情导控的应对方案。领导干部要在上级主管部门的指导下，建立媒体接待、信息通报、社会舆情引导和虚假信息管制的工作方案。

4. 疏——疏导民众情绪

突发事件处置的落脚点是做人的情绪疏导工作，目的就是要及时有效缓解、化解相关人员的恐慌、失望、偏激、对立甚至极端的情绪。疏导民众情绪要因人施策，各有侧重：一是当事人要专班跟进。对事件中的直接当事人，建立专门工作小组，在情绪平稳前实行 24 小时全程疏导和服务。二是关键人要领导挂钩。乡镇要将事件相关的群体代言人、家族代言人和在本地享有较高威望的人作为关键人挂钩联系，调动和发挥关键人的导向作用。三是关联人要协同疏导。对当事人相关的亲朋好友，要发挥所在地组织的作用，及时告知动态、疏导情绪和掌握动态。四是要及时震慑挑事者。对妨碍现场管理秩序和在处置期间公开散布谣言、故意激化矛盾、煽动对立情绪的挑事者，领导干部要当面严厉制止，在制止无效的情况下要及时转交公安部门采取强制措施。

5. 防——防范次生事件

在处置突发事件的过程中，领导干部要高度重视防范次生事件的发生，以免忙中出乱和留下后遗症。重点要防范四种情况发生：一是防范事发现场安全事故。现场指挥员要尽可能在制高点指挥，如在夜间要跟进应急照明设备，要在危险区域设立警示标志、隔离设施，危险区域人员进出分别点名核对。二是防范转嫁矛盾抹黑政府。高度重视本地监管人员和外来人员的动态，防止有人以政府处置不力为由，直接把矛盾转嫁到政府和参与处置的专业技术部门身上。三是防范文书材料法律漏洞。事件处置的会议纪要、调解协议和承诺事项要资料齐全，通过法律专业人员把关，避免留下法律漏洞，造成后续工作被动。四是防范事发现场留下隐患。对事发现场的后续改造和利用，领导干部既要尊重民意和地方风俗，也要掌握主导权，避免建设可能产生歧义的设施，消除今后影响社会稳定的隐患。

（二）提高基层干部的综合素质

基层干部应对突发事件中的心理危机，很多都与其综合素质有关。关于如何提高基层干部的综合素质，最重要的就是以典型示范带动提升领导干部整体素质，要解决好"向谁学""学什么""怎么学"三个问题。

1. 向谁学：培育群众认可的典型

精心选树典型，是典型示范的基础。培育群众认可的典型需要注意以下两点。

（1）注重代表性

树立什么样的典型，就体现什么样的导向。在领导干部群体中，要把服务群众、敬业工作、带头致富的典型树起来，充分发挥典型的引领作用，使其他领导干部学有榜样、追有标杆。比如某乡干部聚力拼搏，带领全乡人民走出了一条绿色发展的生态富民之路。县委应及时提炼和宣传该乡干部精神，给全县领导干部以极大鼓舞。

（2）确保真实性

真实是典型的生命，离开了真实，典型就不可信，更谈不上学习示范。选树典型，不能用造假的方式包装典型，不能用拔苗助长的方式拔高典型，不能用"开小灶""吃偏饭"的方式催生典型。此外，要强化针对性。树立典型的目的，是发挥典型的教育、引导、带动作用。就领导干部而言，要针对领导干部的现状以及工作的需要选树先进典型。

2. 学什么：汲取先进典型的力量

广大领导干部要主动以先进典型为榜样，激发为民服务的正能量。汲取先进典型的力量需要注意以下几点。

（1）辩证学

在学习先进典型的过程中，不能求全责备，要用辩证的眼光全面、客观地看待先进典型，多学习他们身上的优点和闪光点，以及他们对工作认真负责、刻苦钻研的劲头。

（2）重点学

不能片面孤立地学习典型某一方面的贡献或某种个别现象，而要学习他们正确的价值观和科学的方法论。比如，向"爱民书记"文建明学习，既要学习他一心为党、实干苦干、矢志奉献的可贵精神和高尚品德，更要学习他在长期农村基层工作中探索和实践的乡镇党委工作法，也称"文建明工作法"。

（3）结合自身学

学习典型要结合自身实际学。如扎根基层，被老百姓称作"茅草庵书记"的吴金印，他认为，"如果我们不为老百姓办事，连鸡狗都不如"。他扎根农村，带领群众治山治水、改河造田、种林果、搞工业等，得到了百姓的拥护和爱戴。领导干部要以典型为榜样，真正把群众的事情当作自己的事情来做，努力把为群众排忧解难的各项工作落到实处，只有这样才能成为群众心目中的好干部。

3. 怎么学：营造学习典型的氛围

选树典型的最终目的，是通过学习典型来带动领导干部整体素质的提升，所以始终要把注重实效作为落脚点。营造学习典的氛围需要做到以下几点。

（1）重视宣传

领导干部从认识典型到学习典型，需要一定的时间。在这个过程中，要充分运用各种媒介宣传典型，形成立体效应，引起广泛关注。除报纸、广播、电视、网络宣传其感人事迹外，可以组织面向基层干部的多种形式的事迹报告会，以强化宣传效果。

（2）深化学习

学习先进典型，必须触及思想深处，使领导干部学有所思、学有所获、学有所行。通过自主学、集中学、听取汇报等方式，切实学习先进典型的事迹，领会先进典型的精神实质，引导领导干部在思想上与典型产生同频共振。

（3）查找差距

对标典型，领导干部应主动把自己摆进去，在深学、细照、笃行中，自我审视，努力找差距、找不足、找方向，让先进典型成为滋养自己的养分，从而不断助推工作发展。拉高标杆，用先进典型示范人，用动人事迹鼓舞人，用高尚精神塑造人，可以有效激发领导干部创业创新的豪情，形成你追我赶、不断超越的良好氛围，从而带动领导干部整体素质的提升。

（三）提高基层干部的沟通能力

1. 向上——与领导沟通

永远不要低估你的领导，否则最后吃亏的是自己；了解你的领导的处世风格，尊重他的行事方式；领导也是平凡人，尊重他们的同时也要有自己的思考；首先讲领导关注的事；有相反意见，勿当场顶撞；有不同意见，要先表示赞同意见，再用引申式提出补充意见；不过多地自我辩护，不要讨价还价；汇报问题的同时，提出自己的解决方案；仔细聆听，对要点进行复述和确认。

2. 向下——与职工沟通

与职工的沟通首先取决于有效的授权，不能一味地高高在上；适当的告诫和反馈是维持良好沟通的工具；尊重职工，注意批评的方式方法，如可以，批评后再对另一件事进行表扬；切忌自己想当然给下属"贴标签"；注意言行一致，树立在职工中的威望；告诉职工你的工作要求时，使用对方能够理解的"语言"。

3. 平行——与同事沟通

尊重对方、容忍差异，多倾听对方意见，重视对方意见，不背后议论；克服傲慢；宽容、豁达，不要希望其他人都成为你所从事的领域的专家，更不要因此而轻视他们；树立内部服务观念，寻求合作，主动提供信息，沟通意见；了解对方需要你做什么，给予支持。

领导干部的压力
与心理健康

在生活节奏日益加快的今天，来自工作、家庭和生活的压力与日俱增，由各种压力带来的抑郁感、焦虑感让人们无法健康、开心地生活。领导干部作为一个特殊群体，也面临着诸多问题。本章分为压力与心理健康、领导干部压力分析、领导干部压力调适三部分，主要内容包括压力的概念、压力的反应过程、领导干部的压力来源、领导干部适应压力的常用策略等方面。

第一节　压力与心理健康

一　压力的概念

"压力"一般分精神和物理两个领域的定义，最早应用于物理学，指"固体或流体单位表面积上的垂直作用力"。纵观压力研究的历史，加拿大内分泌学家、心理学家汉斯（Hans）被认为是压力研究的奠基人之一。20世纪初，他在动物实验中发现了应激反应，随即在医学领域开创了压力研究的先河。汉斯将压力定义为机体为满足某些需求或适应外部环境而产生的一种非特异性反应。他认为机体为维持或恢复自身完整和稳定而寻求平衡，从而产生压力反应，因此压力并不一定是坏事。研究者们对压力含义有着不同角度的界定，研究者从不同角度给压力的定义多达 40 多个，其中最主要的是以下三种学说。

（一）压力的刺激学说

持有此种观点的研究者认为，事件或情景中的某些刺激是带有压力感的，由此引起的个体身心的紧张和恐惧就是压力。例如，工作时间过长、与同事间的冲突或者工作中的突发事件等。因此，这一派的观点集中在压力刺激的实质，通过外界的刺激来描述压力状态。

（二）压力的反应学说

反应学说认为，压力是由于个体受到环境刺激物的影响，把压力视为个体的一种内心感觉，为了与外界刺激条件相匹配而发生的一连串生理和心理上的反应，该学说偏重人们对压力的感知。

（三）压力的交互作用学说

该学说认为压力是个人特征和环境刺激物之间相互作用的结果。研究者提出，压力的产生是由一定环境刺激与个体对环境所能产生的威胁的评价两者相互结合的产物，是个体与环境交互作用的结果。压力是需求以及理性地应对这些需求之间的联系。

我国学者对压力的一些较有代表性的认识包括：

（1）徐长江将压力定义为：在环境中使个人目标受到威胁的压力源长期地、持续地作用于个体，并在个性及行为的影响下，形成的一系列生理、心理和行为的反应过程。

（2）李中海、廖建桥认为，压力是当个人能力与意识不能完成个人目标时，机体产生的反应。

二 认识压力并减少误解

中共十九大报告提出加强社会心理服务体系建设，培育自尊自信、理性平和、积极向上的社会心态。有了压力，便会失和，心灵上受到折磨，紧张、焦虑、失落、难过，身体上越来越疲惫、慌张，身心不再平衡，睡眠不再是放松休息，反而是一种折磨；工作不再有成就感、有乐趣，而变得毫无意义；同事、家人不再有亲近感，而变得疏离。压力已然成为现代社会不可避免的部分，逃避压力，必然深受其累，甚至伤及生命，不如认识压力，掌握技巧，从容应对常见的压力误解。

常见的压力误解主要包括：一是外界、民众对领导干部的误解。社会上有一个现象长热不退，就是考取"公务员"、拿到"铁饭碗"。民众普遍认为作为公务员群体中的领导干部群体，有着无以比拟的权势和地位，优越感和光环无人能及。他们怎么会有压力呢？工资高，福利好，工作清闲，权力在握。二是领导干部自身的误解。实际上，不仅基层公务员有工作强度大，需要加班加点的压力，职位较高的领导干部背负的责任更大，面临的压力更大。领导干部最大的误解便是没有重视自身面临的环境和压力，以及压力带给自己的影响。特别是当某种压力事件或情境产生后，因为"羞于"提及，无以疏解，累积到一定程度后甚至出现惨烈的"死亡"的做法。首先让我们来看看工作生活中有哪些不同类型的压力。

（一）从压力的性质划分

可以分为三类，即正性压力（能够产生积极效应）、中性压力（后续效应不明显）、负性压力。一般人理解的压力多是负性压力或者过度压力。如果长期罹患某种疾病，久治不愈，求医无门，经济负担重，希望渺茫，压力越来越大，就会绝望、抑郁，甚至出现抑郁症，病情只会越来越重，进入恶性循环，媒体中报道的多起事件都和这类压力有关。现代社会，职场时间往往远远大于生活时间，很多人无法区分工作和生活，界限不明显，压力事件往往会绵延不绝。当职场中晋升机制不明朗，不良风气盛行，耿直理想化的人就会感到受挫折，处理不好上下级关系甚至感到遭人排挤、不得志，则容易抑郁、不开心、愤怒等。

（二）从压力的时间性划分

可以分为急性压力和慢性压力。急性压力的典型特点是来去匆匆，只是短暂一刻而已，发作一下，但后续无其他影响，甚至会很快忘掉发生过这些事情。而慢性压力大多强度较弱、不剧烈，但持久性强，悬而未决者多。慢性压力往往是身心疾病产生的重要因素，尤其要引起注意。

（三）按照压力的来源划分

可以分为内部压力和外部压力。内部压力来自人的体内，包括人的态度、思想和情感，多与个性相关，与早期人格形成期的家庭环境、学校环境有关，且具有基础作用；外部压力来自人的体外，包括工作、社会关系、家庭成员间关系、亲人的状况、金钱等。

（四）按压力的强度划分

按压力强度可把压力分为三大类。第一种是单一性压力，柴米油盐酱醋茶、吃穿住行，琐碎的生活事件，恰恰构成了人生的主要内容。例如，考试或工作中某项条件不充分的任务、结婚、生子、家庭关系、毕业就业、失业、亲友亡故等。在生活的某一时间段内，遇到某件事情，会让我们动用各类内外的能量和资源去应对和解决。这类压力，在适应的过程中，会有两类效应，一方面会导致身心疲惫甚至是焦虑；另一方面，结果往往是以解决了问题的方式出现，变成一种经历和经验，促使人成长和强大。与单一性压力对应的第二种压力是叠加性压力，是指同一时间段内，有多项压力事件同时或相继发生，此种压力，累加效应明显，一般无法运用现有的资源加以疏解，带来较大危害。习惯性无助便是一种典型。第三种压力可称为破坏性压力或者极端压力，不属于日常范畴，但是现代社会中几乎每天都在不同的地区和不同的人身上发生，如战争、火灾、丧失亲人或朋友、恐怖袭击、地震、飞机失事、被绑架、车祸等。如果遭遇这类压力，则会产生较多应激反应。

三　压力反应过程

林语堂曾经在《生活的艺术》一书中十分推崇中国传统下的

浪漫主义闲适文化，不认同美国社会的"三大恶习"——效率、准时和追求成功。而社会的发展都有其相似性，放眼望去，当前的中国社会现状大概是有过之而无不及。喧嚣而热闹的社会里，每天生活着喊着压力太大却又对权势、物质甚至是奢华迷恋的人们。社会的客观状态即是如此。那么，如何应对压力呢？认识压力和压力反应过程中各项因素的系统作用，是应对压力的基础。生理学家塞利通过多年对病人的观察发现，在各种不同的严重干扰性刺激下，个体会通过一些非特异性的反应过程来适应，而与刺激种类无关。

应激过程包含了应激源输入、中介（认知评价）、反应、结果四个部分，而且是一个受多因素影响的系统的过程，如图 3 - 1 所示。

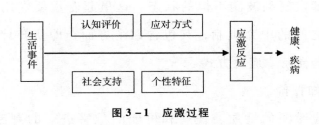

图 3 - 1　应激过程

（一）应激源

应激源指能够引发应激反应的内外环境因素。包括不良的环境、各类生活事件等。一般来讲，主要分为三个层面。

（1）生物性应激源。这种压力因素会直接对身体、心理产生破坏性的物理、化学、生物影响，如躯体疾病、饥饿、睡眠剥夺、噪声等。

（2）心理性（精神性）应激源。这种压力因素会破坏个体的心理、精神平衡状态，如个体错误的认知结构、不良的生活经验、道德冲突、长期生活导致的不良心理特点（内心冲突、多疑、嫉妒等）。

（3）社会性应激源。包括个人性应激源和环境。个人性应激源是个人生活中发生改变的生活事件、生活琐事。环境指社会环境和重大事件，如城市雾霾日趋严重、社会保障体系不完善、交通堵塞、家庭和职场人际关系恶劣等，都属于环境应激源。

（二）中介机制

各类事件组成了最真实的生活。人们每天都要面对各类事件，但是同样的事情发生在不同的人身上，反应和结果差异性较大。有的人会痛不欲生、愁肠百结；有的人则沉着老练、化解于无形、短时间内即恢复到波澜不惊的状态，这里起着重要作用的便是刺激与反应之间的中介机制，其包含四个方面，即认知评价、个性特征、社会支持、应对方式。

1. 认知评价

指对应激源的性质、程度和可能的危害进行的判断和评估。这是一个举足轻重的因素，对应激的产生与否及强弱和持续时间长短起着决定性作用。美国心理学家埃利斯创建了 ABC 理论，认为事情发生的一切根源缘于我们的信念、评价与解释，相同的刺激事件，在不同的信念和解释下，则结果不同。比如，身边常看到的例子，对于领导的批评，有的同志欣然接受，迅速改进；有的同志则患得患失，忧虑不已。同样是失恋了，有的人会在短暂的痛苦后，认为两个人确实有不合适的地方；而有的人却伤心欲绝，抑郁失落甚至会觉得人生毫无意义。

2. 个性特征

不同个性的人对于同一应激事件，引起的感受往往是截然不同的。内向、自我力量较小的人感受性比较高，特别敏感，遇到并不是很强的应激源也会长期心境不好，郁郁寡欢；而有的人豁达、大度，遇到事情也会很快烟消云散。

3. 社会支持

社会支持指的是个体可利用的减轻应激作用的外部资源，包括家庭、朋友、工作团队、相关协会和组织。一般来讲，这些社会支持会很好地提供帮助，但是，并不是所有的人都能够认识到它们的价值，并主动寻求支援。

4. 应对方式

应对方式是指应激反应产生后，个人采取的方法和策略。一般来讲，可以分为问题解决型方式和情绪反应型方式。理想情况下，经过努力，能够找到解决方案，偏向于第一种，如果判断为无法解决或者短期内无法解决，如亲人亡故、婚姻破裂，可以采取情绪反应型方式。

应激具有双面性，一方面，适当强度或者持续性的应激是人类健康的基本条件，可提高注意力和工作效率，从而促进身心健康，提高个体在生活中的应对和适应能力。另一方面，持久、过强的紧张、焦虑状态和反应，可使交感—肾上腺、下丘脑—垂体—肾上腺皮质系统、垂体—甲状腺系统活化而产生高血压、动脉硬化、冠心病、脑血管等疾病；而持久、过强的失落、失望、压抑、孤独、抑郁则使副交感神经、垂体—肾上腺皮质系统出现障碍而产生哮喘、溃疡病、皮肤病、肿瘤等疾病。

四 应激反应

应激反应指个体由应激源所致的各种生理、心理、社会、行为方面的变化，常称为应激的身心反应。

（一）生理反应

1. "战或逃"的反应过程

最为著名的描述人在面对压力时的生理反应是"战或逃"反应过程。

（1）预警阶段

当个体意识到应激事件、威胁出现时，经过判断，会进入战或逃状态。战斗反应一般是由愤怒或侵犯引发的，短暂而强烈。逃跑反应一般是由恐惧引发的。应激状态下，短时间内，所有的肌肉系统、神经系统、心血管系统等生理机能都发挥最高效能，肾上腺素和副肾上腺素加速分泌，刺激新陈代谢，释放储存的能量。体征表现为呼吸急促、心跳加快、血压和体温升高、汗腺分泌加快等。如果应激源在短时间内消失，或是通过自我调节等其他方式予以调整，机体一般会很快恢复到正常状态。例如，被人从后面忽然拍了一下受到惊吓。

（2）抵抗阶段

短暂的警觉状态后，进入恢复平衡的努力状态，即机体竭尽全力与应激状态进行对抗，并试图通过与紧张状态抗争，恢复至原有的正常状态。如果应激源消失，或者机体进行自我调节，即机体自身所做的努力获得了成功匹配，机体将重新恢复到正常状态；如果应激源持续存在或个人的调控无效用，由于机体大量的能量消耗，机体再度表现出生理和心理上的不适，于是，进入应激状态的最后阶段。

（3）衰竭阶段

能量消耗后的阶段，主要特征是生理和心理上的疲惫，如果在此阶段不知道如何保养和调理，很容易引起各种生理疾病，如果心理承受能力弱的话，也可能会引发心理行为异常。

2. 心身医学研究下的生理反应过程

现代心身医学研究认为，应激的生理反应过程中，会发生一系列变化，包括神经、生理、内分泌、代谢以及免疫方面。

（1）交感神经调节机制。当机体处在危险状态时，交感神经冲动引发肾上腺素和去甲肾上腺素分泌，导致心理、躯体、内脏等功能改变，分解代谢增强，整个机体处于较强的能量状态，随时做好应对姿态。

（2）内分泌调节机制。当刺激作用于人体时，促肾上腺皮质激素（ACTH）分泌增加，能够很好地提高人应对刺激时的耐受力。

（3）免疫调节机制。研究发现，免疫系统通过与中枢神经系统进行双向性调节参与应激反应过程。

（二）心理反应

应激的心理反应包括认知反应、情绪反应和行为反应。

1. 认知反应

面对压力刺激，在一定程度内可使机体保持一定的"唤醒"状态，对外界环境保持积极的反应，有利于认知功能的发展。而持续的负性应激将会带来消极影响，包括注意力狭窄、记忆力受损、思考能力下降等。

2. 情绪反应

（1）焦虑是应激反应中最常见的情绪反应，是人预期将要发生危险或产生不良后果的事件时所表现出的紧张、恐惧和担心、害怕等情绪状态，无法安静下来，烦躁不安，常伴有失眠、头痛、易怒等表现。

（2）抑郁表现为情绪低落、悲哀、孤独、丧失感、退缩、自我评价低、厌世感等消极状态，伴有消瘦、失眠、食欲减退、话少、疲累等。

（3）愤怒是与挫折和威胁有关的情绪状态，源于目标受到阻碍，自尊心受到打击等。愤怒是人们受到重大挫折时产生的愤恨、气恼、敌意的情绪，常伴有攻击行为。

（4）其他。除了上述的表现，还常有烦恼、痛苦、自怨、自怜、喋喋不休等表现。

3. 行为反应

（1）逃避与回避

逃避是指已经接触到应激源后而采取的远离应激源的行动；回避是指事先知道应激源将要出现，在未接触应激源之前就采取行动远离应激源。逃避主要有三种表现形式：第一种是逃到另一现实中，例如某科级干部原本勤勤恳恳，努力敬业，但是由于各种因素无法升职，则一改往日作风，转而不思进取，颓废散漫，喝茶看报混日子。第二种是逃向幻想世界，把精力和心思用于不现实的方向。第三种是疾病，一个人在社会生活中是要承担一定责任和义务的，但若是一个病人则另当别论，不但会降低要求，而且还能赢得同情和关照。

（2）退化与依赖

退化指的是当人们面对挫折或困难的时候，放弃成年人的应对方式，而是采用幼儿的应对方式，去应付环境或者满足自己的欲望。依赖指的是面对挫折或者遇到困难时不去自己解决，而是一味地依赖他人，盼望他人帮自己去做本应该自己完成的事情。

（3）敌对与攻击

敌对是指内心的攻击欲望，表现为对他人的不友好、谩骂或羞辱。攻击是指在应激的刺激之下，个体做出攻击的反应方式，可能是攻击人也可能是攻击物，可能是攻击他人也可能是攻击自己。根据攻击对象的不同，攻击行为又分为两种：一种是直接攻击，直接将矛头指向构成挫折的人或物。另一种是转向攻击，当人们不能直接攻击构成挫折的人或物的时候，会将愤怒的情绪发泄到其他人或者物上，就是我们通常说的"迁怒"。

（4）无助与自怜

无助，即只有一个人或一方面的力量，得不到外力援助，是一种无能为力、无所适从、听天由命、被动接受的行为状态；自怜，即自己可怜自己，对自己怜悯惋惜。这两种反应都是低能量状态。

（5）物质依赖与反常动作增加

经常能发现，有些人受到强大刺激，会一改往日做法，对吸烟、喝酒甚至是吸毒上瘾，依赖物质缓解压力。还有些个体受到强烈刺激后，会做出一些日常生活中不常有的动作，如咬手指、抠指甲盖、扯头发等。

五 压力对心理健康的影响

压力对心理健康具有较大的消极影响，当反应导致身心功能失衡，则会产生身心疾病，损害心理健康，甚至会诱发心理障碍。

（一）身心疾病

身心疾病包括神经系统失调类疾病，如支气管哮喘、紧张性头痛、偏头痛、颞下颌关节障碍、易激惹肠道综合征、冠心病，还包括免疫系统失调类疾病，如一般感冒和流感、过敏、风湿性关节炎、溃疡和结肠炎、癌症等。具体包括：

（1）心血管疾病。压力状态下分泌的激素，能通过促进身体能量的应用，增加心血管活动，持续加重心脏负担，引发心血管疾病，如冠心病、心脏病。严重的压力会导致猝死。

（2）溃疡。压力会引起消化功能紊乱，引发胃病、溃疡等。溃疡病患者病前常处于不良的情绪状态中，如愤怒、焦虑、忧伤、过度劳累以及精神创伤等。

（3）哮喘。属于呼吸系统的身心疾病，包括支气管哮喘、神经性咳嗽、过度换气综合征等。哮喘一般症状为持续不停地咳嗽，尤其是在晚上或运动之后，咳嗽症状加剧，其他症状还包括气急、胸闷等。有位研究生，母亲在其成长过程中严苛异常，使得母子关系既疏远又亲密，后来在和室友间发生矛盾时，他就剧烈哮喘，无法停止，送医院后发现并无器质性病变。

（4）偏头疼。压力会引起神经紧张和肌张力较强，肌肉疼痛僵硬，偏头疼属于其中一类。

（5）类风湿性关节炎。因情绪紧张、焦虑、愤怒状态引发神经系统、内分泌系统等功能紊乱，常表现为关节强直、畸形和功能障碍。

（6）癌症。长期或者重大压力下，会削弱免疫系统，增加对疾病的易感性。离婚女人罹患乳腺癌的风险较高。

（二）应激障碍

应激障碍属于应激反应的一种，但是往往比较重大，后续的影响力也较为严重，如战争、火灾、水灾、地震、传染病流行、重大交通事故等灾难所导致的各种心理生理反应。应激障碍症也叫作应激相关障碍，主要包括急性应激反应、创伤后应激障碍、适应障碍三大类，其表现各不相同，但都会不同程度地损害心理健康，影响正常生活。例如，在地震之后轻生的领导干部，2008 年10 月 3 日，北川县委某干部于暂住地自杀身亡；2009 年 4 月 20日，北川县委某干部在家自缢身亡。这些在地震发生时一心为着百姓的干部，都是带着巨大的创伤在工作，他们缺少心理疏导和重建，从而走上了轻生的道路。

第二节　领导干部的压力分析

一　领导干部压力的来源

《人民论坛》杂志曾对全国各地官员的心理健康问题进行抽样调查，其结果发现，47.70% 的受调查者认为，心理压力来自"上级考核、政绩竞赛、升迁调动等压力"；38.06% 的受调查者认为，心理压力来自"迎来送往等公关协调、应酬交往的人际关系压力"；同时还包括面临利益诱惑的压力、面对权钱美色的压力，随着社会开放程度的提高，美色似乎成了诱惑必不可少的部分。而本领恐慌、能力不足的压力比重较低。针对我国官员的心理健康状况抽样调查结果，如表 3 - 1 所示。

表 3 - 1　我国官员心理健康状况抽样调查结果

选　项	比例（%）
上级考核、政绩竞赛、升迁调动等压力	47.70
迎来送往等公关协调、应酬交往的人际关系压力	38.06
行政问责带来的危机感	30.21
应对利益、情色等诱惑的压力	28.48
来自公众诉求的社会压力、舆论压力	25.21
经济发展、维护稳定的压力	14.77
本领恐慌、增强本领、跟上时代的学习压力	14.72
兼顾家庭、维护和睦的生活压力	7.36

（一）职业压力

主要是指岗位职责和要求的压力，也就是工作本身的压力。一般来讲，工作中有压力是正常的，调查中也发现，各级领导干部群体中均普遍存在压力。各项工作指标越来越明确，民众的监督以及体制内的考核，都成为一种压力。同时，各类公共突发紧急事件，更是一个巨大考验，地震、火灾、重大安全事故等，多次出现处理完事件后官员患上应激障碍的例子，最后甚至失去生命。

（二）人际关系压力

有人群、团队、组织的地方就有人际关系压力的可能性，而官场环境因其特殊性，以及多年来形成的不良风气，给各级领导干部带来较大的压力。

（三）诱惑增多带来的压力

掌握一定人、财、物支配权的领导干部，经常面临来自金钱、美色等的诱惑，而无论是接受诱惑还是拒绝，都需要面临一定的压力，特别是在约束机制不良的情况下，人性自私贪婪的弱点不断被放大，部分官员在抵御诱惑与妥协退让中一步步滑向贪腐堕落的深渊。

（四）来自家庭的压力

大部分领导干部由于忙于工作和应酬，无法将生活和工作区分开来，无法参与正常的家庭生活，包括照顾父母、妻儿，从而导致家庭关系不和谐。

二　领导干部的压力现状

（一）焦虑

对于焦虑状态，有时候个体本人并不自知，但往往会觉得不舒服、不愉快、失眠多梦、头疼，周围同事会发现他们易激惹、烦躁、坐立不安、沟通不畅等。外人往往能通过其面部表情和肢体动作加以观察，如会看到躯体紧张，面部紧绷、眉头紧锁、表情单一；日常活动中容易出汗、晕眩、呼吸急促、心跳加快，身体发冷发热；敏感多疑，易发火。

韩晓燕对此曾做过深入分析，认为领导干部的焦虑往往来自五个方面：

（1）权威焦虑。特别是履新的领导干部，担心不被上级、下级或者民众认同，从而出现工作推动受阻、指挥失灵的情况。

（2）政绩焦虑。担心无法完成既定业绩指标，无法得到上级及民众认同，从而影响升迁等焦虑，往往有官员在这种焦虑驱使下，为了政绩而政绩，"面子工程""短命项目"比比皆是。

（3）升迁焦虑。仕途升迁发展的不确定性带来巨大压力，而这种压力对部分领导干部来说，不以工作业绩和对民众负责为标准，而是以是否升职带来更多的"利益"为目标。经常看到有人为了升迁，不择手段，甚至采取如杀人、诬陷等极端方式。

（4）网络焦虑。沸沸扬扬的"表哥事件""郭美美与红十字会事件"让大家见识到网络信息传播的力量。越来越多的民众利用该渠道去表达对国计民生的态度、对自身利益的诉求，要求领导干部也在此平台上予以呼应和积极响应。

（5）年龄焦虑。年龄是为官的硬性指标线之一，某一个年龄便意味着仕途延续还是终结。有些领导干部为了延续仕途，挖空心思造假文凭、假档案，改年龄。

（二）抑郁心理

据调查，领导干部存在的心理问题中，抑郁问题比较严重。根据世界卫生组织的最新资料，到 2020 年，抑郁症会成为人类第二大杀手，最近几年的发病率持续走高，世界范围内的发病率为 11%，被称为"心灵的感冒"。多起官员自杀事件中，除了畏罪自杀，长期患病或精神压力导致的抑郁占有较高的比例。抑郁症常见的表现为持续的情绪低落、无以排解的苦闷、行动迟缓、身体疲累感越来越重、行为反应迟缓、少言寡语，不愿意与人相处，自我隔绝；对生活中的方方面面均无兴趣，包括对家人甚至孩子。抑郁症与性格以及工作生活中的负面事件有关。常见的不良生活事件有长期的工作压力、忧虑、仕途受挫、人际关系不良、离异、亲友重病或亡故以及罹患严重的躯体疾病等。

（三）强迫症

强迫症是以强迫观念和强迫动作为主要表现的一种神经症，以有意识的自我强迫与有意识的自我反强迫同时存在为特征，患者明知强迫症状的持续存在毫无意义且不合理，却不能克制地反复出现，愈是企图努力抵制，愈感到紧张和痛苦。强迫症在日常生活中会表现为反复洗手、对细菌病毒过度敏感、反复检查门锁等。正常人或多或少会出现这些症状，但时间短、症状轻，不会影响正常的工作和生活，不必过于担心。而一旦出现了一项或几项症状长时间存在，并影响到正常的工作和生活，那就需要看心理医生。

（四）恐惧心理

恐惧本身作为一种保护性反应，面临一定情境时，具有激发能量的作用，但是发展为一种恐惧症一般是由错误的认知和长期的心理状态不良引发的。对于恐惧的人、事、物，无论是直接面对还是言语触及，均能产生强烈的恐惧和紧张感。就像生活中无法摆脱重力一样，我们也无法摆脱压力，积极应对压力，掌握一定的策略、方法，保持良好的状态，方能为事业发展、家庭和谐、生活幸福提供基础保障。就像生理学家塞利讲：我不能也不应该消灭我的压力，而仅可以教会自己去享受它。

三　领导干部压力体验

领导干部经历和体验到的压力实际上是一种心理冲突。我们生活在充满矛盾的世界里，随时都会面对各种各样的、互不相容的甚至是针锋相对的事物。心理作为现实的反映，外部的事物便会在我们的内心世界形成动机的冲突、目的的冲突，以至于形成左右为难、无所适从、难以抉择的心态，这时个体就会体验到苦恼和焦虑不安，即压力。所以，心理冲突可以说是个体对压力的内心体验。德裔美国心理学家和行为科学家卢因早在 1935 年就阐明了心理冲突有以下几种形式。

（一）双趋冲突

当两个有强烈吸引力但又互不相容的事物出现在面前，如领导干部压力缓解与心理健康调适出现中国俗话所说的"鱼和熊掌不可兼得"的情况时，人的内心便形成了双趋冲突的局面。这种情况，如若夹带着情感色彩，体验到的压力就越发严重，痛苦就越大。比如，一个男子同时被两个女子看中，她们两个对男子都有吸引力，现行道德只允许选其中之一，这时，男子便陷入双趋冲突之中，体验到痛苦的压力。

（二）趋避冲突

一个人想达到一个有吸引力的目标，但达到该目标却有极大危险，这时，他便进入了趋避冲突的境界。比如，一个人想结婚，但结婚后必然承担种种责任，并且失去某些自由，所以，一个人在结婚前总有一番心理冲突。有人想进入股市炒股，因为可以获利，但又必须冒很大风险，所以，进入股市的人经常体验着趋避冲突的压力。

（三）双避冲突

当一个人面临两种不利情景的时候，便体验到双避冲突的压力，如处在腹背受敌的情景之中。人们遇到这种情景，往往长期不能决策，最后"听天由命"，陷入被动境地。

（四）双重趋避冲突

当人们可以有两种选择，但两种选择都是既有利又有弊时，就是所谓的双重趋避冲突。例如，人们在求职的时候，收到两份通知，一份工作工资不高，但是发展前景很好，另一份工作工资很高，但是发展前景不好。选择哪个都是有利有弊，不能两全其美，这时人们就处于双重趋避冲突中，感受到由此引起的压力。

四　领导干部对压力的反应

（一）一般压力应对的过程

对领导干部来说，对压力的应对反应体现在三个方面：生理反应、心理反应和行为反应。其中，最明显的是生理和心理反应。根据赛里耶的观点，个体的生理、心理压力反应具有阶段性，大致包括如下三个阶段。

1. 警戒期

这是个体面对压力反应的第一个阶段，是指刚刚接触到工作压力源时的反应。脑垂体分泌的促肾上腺皮质激素通过血液循环扩散到全身各组织器官，最后导致心率和呼吸加快、血糖升高等生理变化，同时出现紧张、恐惧、愤怒等心理反应。个体在这一阶段，会调动机体内的全部力量，去应对需要完成的目标。在此期间。若压力源消失，那么机体会迅速恢复体内平衡。

2. 抵抗期

这是个体面对压力反应的第二个阶段，是面对压力 48 小时之后产生的适应反应。机体内的力量开始减弱，但是仍然在与压力源抗衡，并试图恢复正常状态。在抵抗期，人们会感到肌肉紧缩，疾病也容易乘虚而入。同样，在这一阶段，如果压力源消失，机体也能够迅速恢复正常。

3. 衰竭期

这是个体面对压力反应的第三个阶段，是长期处于压力之下，机体内力量逐渐枯竭引发的反应。这时，个体体内的激素分泌已经出现混乱，精神不佳甚至崩溃，并伴有严重的压抑情绪，无法再面对压力情境。另外，心理反应还表现在工作满意度降低、较强的挫折感、焦虑、抑郁等负性情绪。压力的行为反应主要表现在吸烟、酗酒、缺勤率上升、工作效率下降等方面。

（二）压力的后果

1. 压力对生理产生的影响

人体承受压力的生理反应是一个完整而持续的过程，称为一般适应性综合征。当某人感到承受压力后，身体首先会增加荷尔蒙的释放，为迎接压力做好准备。主要表现为汗腺分泌增加，新陈代谢紊乱，呼吸加速，心跳加快，血压增高，血糖上升，肌肉紧张，瞳孔扩张；随后人体会采取积极的抵抗，试图消除压力对身体造成的冲击并使其恢复到正常状态。但是，如果压力持续较长的时间或压力的作用力太强，身体无法调节适应时，抵抗力就将被消耗殆尽，人体的免疫能力逐渐下降，容易患呼吸系统和心脏方面的疾病。

2. 压力对心理产生的影响

随着压力的长期积累，一些心理疾病如恐慌症和强迫症的发病率也日益增高。长期承受压力的人容易莫名地恐惧、焦虑、情绪低落，并经常突然地生气和暴怒。当人们的行为受到妨碍或要求得不到满足时，心理就会受到挫伤。个人面对挫伤一般会产生以下四种不良情绪反应：消极情绪、敌视情绪、悲观情绪、厌世情绪。

3. 压力对行为产生的影响

从工作角度来看，压力与工作绩效、缺勤率、离职率以及决策失误紧密连接。压力与绩效存在一定的关系。当人们刚开始承受压力时，压力能够刺激肌体，激发个体能量，此时人们比没有承受压力时要干得更快、更多、更好，而且具有高度的工作热情。随着工作压力的增加，劳动生产率也会逐渐提高，直到中等压力为止。当中等压力持续较长一段时间或压力持续增大时，劳动生产率开始下降，人们的精力也被渐渐耗尽，如果继续下去，人们有可能为了暂时减轻压力，采取抵触手段，对工作造成负绩效。

压力与缺勤、离职率也有一定的关系。因为与工作有关的压力能导致工作不满意感，而缺勤和离职与工作不满意感有密切的关系。一家航空公司以访谈的方式测定了公司高级管理人员的压力程度，然后把压力的测量与工作满意感的测量加以对照，发现承受高度压力的管理人员对工作性质、与同事的关系、群体的工作士气这三个方面的工作满意感都低，这种不满导致了缺勤率与离职率的上升。

压力还可以导致决策失误。一些观察和研究表明，处于高压下的人们会对决策采取拖延或回避的办法。面对结果不确定但又关系重大的多种备选方案，他们容易失去信心，因而有意暂时忘却决策，直到最后时刻才不得不做出决定。在此过程中，由于顾虑重重，难以集中精力认真分析已获得的信息，更无兴趣收集那些有助于做出更好选择的新信息，结果使决策质量受到影响，甚至产生失误。

压力还会导致无法检验思想与实际是否符合，而且可能会严重干扰我们做决定的能力。处在压力之下，我们对于一个问题发现替代解决方案的能力减弱了，我们为了帮助自己做出决定而寻找相关信息资料的能力被损害了，并且我们决定的长期效果被忽视了。这会导致我们过早地做出决定——被称为"早闭"的行为，然后当我们应付糟糕决定的后果时又会增加更多的压力。总之，持续或高度的压力在生理、心理和行为上都会产生不良后果，必须采取有效的应对措施积极防范。

五　心理压力测试

以下列举一套包括身体以及精神压力的检测指标，用以作为个人评估压力的准则，个人应时时观察自己、观察身边的人，以适时缓解压力，避免压力积压终致不可收拾的局面。

（一）身体压力检测指标

经常感到眼皮沉重，经常要吞唾液，对各种食物的反应异常敏感，为了一些小事就情绪失控，六神无主地发呆，突然眩晕或冒汗，手脚颤抖，不容易集中精力，记忆力不佳，呼吸困难，肚子发胀，皮肤容易发痒，经常便秘，没有食欲与性欲，听觉迟钝，头脑混沌，无法贴切地掌握别人所说的重点进而做出较精确、适宜的回答。

（二）精神压力检测指标

曾患较轻微的精神衰弱及抑郁症，为了一些小事就"抓狂"，稍遇不顺即火气上升，脑海中浮现一些不切实际或冒进的思想，很在乎别人如何评价自己，对前途感到茫然，时常晃动身体，害怕到喧闹人多的地方去，在家里独处时则有莫名的疏离、异化与孤独感。

第三节　领导干部的压力调适

一　压力适应的一般过程

从压力源出现到个体发生临床反应的过程，一般可分为三个阶段。

（一）对压力的响应阶段

不是所有已经发生的事情，都是"压力事件"。只有那些被个体察觉，并对个体的生活造成影响，引起个体响应的事件，才被称作"压力事件"。通常，这些事件有三类，即生物性的、社会性的和精神性的。

（二） 中介系统的增益或消解过程

当个体对"压力事件"进行响应之后，并不会直接表现为临床症状，而是进入中介系统，由中介系统对其进行增益或者消解。中介系统主要包含三个子系统，其一，认知系统，主要是在认识和理解的基础上对压力事件进行评估，调节自己控制压力的能力，发挥人格特征，如世界观、人生观对压力适应的影响作用。其二，社会支持系统，这一子系统的功能有两种，一是在物质条件上支持当事人，二是在精神上支持当事人。其三，生物调节系统，主要指的是神经内分泌系统和免疫系统，当它们处于良好状态的时候，可以有效地缓解压力状态下人的躯体化症状。

（三） 临床阶段

压力源事件作用于个体，引起个体的响应，随后进入个体的中介系统，最后表现为个体生理、心理和行为的一系列症状，即进入了临床阶段。到了这个阶段，个体或者周围的人就应当对个体的症状进行观察和分类，对其提供具体的帮助和干预。

哈特曼认为，个体对压力的适应有一些特征：第一，它是一个持续的不断调整的过程，不是静止的状态。在这个适应过程中，人们要随时鉴定（以至于再鉴定）压力的性质来源、强度以及自己的反应行为，以便不断做出调整。第二，适应的目的是保持心理上的平衡，以便保持正常的工作能力。第三，适应的方式不能付出过高的代价。适应压力一般需要付出代价，此代价本身也会形成另一种压力，当然不可能为了减少某一种压力而承受更大的新压力，所以要求适应压力的代价不能太高。

二　领导干部压力适应的常用策略

（一）对压力源的应对

领导干部的压力来自各个方面，如果可以明确地分析出这些压力的来源，并能够找到有效的方式来疏解压力，那么压力也就没有了。这是压力调适最有效、最根本的方式。领导干部可以尝试从自己周围寻找压力源，并对其进行分析，明确哪些压力是由自己内心冲突引起的，哪些压力是外界环境造成的，并找到对应的疏解方式。通常领导干部可以用以下方式来应对压力源。

1. 增加资源

通过增加资源以减轻负担。这意味着装备或物质的增加，从其他人那里得到的帮助将是一种有价值的资源。可能你的家人或朋友愿意帮助你照料你的孩子，或一些较有空闲的人愿意帮你分担一下工作。当然增加资源并不是在任何情况下都行得通的，但只要你去积极尝试和寻找，总能够找到一些可以分担压力源的可用资源。

2. 躲避压力源

脱离令人不满意的工作、尴尬的人际关系及差劲的生活条件所带来的无可忍受的压迫感，是躲避压力的一种最好的方法。你可能需要在生活中避开某些令你感到压力的人，并保持好当前与家庭、朋友和同事间已存在的良好关系。看看下面采取行动来避开生活中的压力源的例子。某公司的一位产品经理发现很难应付某个供应商，他们的个性互相抵触，结果彼此之间的生意也出现了障碍，会面经常争吵。产品经理惧怕供应商的电话并总生自己的气，很多个夜晚都由于白天的会面或想到第二天的见面而被扰乱了。后来经过一次讨论之后，这个团队被重新组织了。产品经理承担了另一项任务，他的一个同事接管了与那个供应商的业务。在这种新的工作关系下，公司业绩得到了发展。更重要的是这个主要的压力源从产品经理的生活中被移除掉了。

有时个体需要对自己的生活做一些重要的改变。个体自己的行为方式可能成为使其焦虑不安的潜在源泉。那么个体可不可以改变较为极端的 A 型或 B 型行为方式，是否可以离开令自己感到不满的工作或领域，或采取弹性上班制，以避开最繁忙的时间呢？再比如说，领导干部通过削减花在开会上的时间，可以将这个工作中最主要的压力源消除。会议给人带来很大的压力，因为它占用了领导干部宝贵的时间，或对其提出了某些特别的要求。回顾一下自己三个月来的记事本，注意所参加的会议，问问自己这些会议是否都必须参加，是否可以让下属代替参加。

3. 消除"不应有的压力"

在针对压力源以克服心理压力的办法中，有一点是值得领导干部们注意的，即自我检查一下有没有一些压力是由自身的不良做法所引起的。如果有，则应经过冷静的理性思考把这种"不应有的压力"消除。例如，有的领导干部总想在工作上表现出成绩，好大喜功，拼命地给自己设立过高的目标，给自己造成了很大的压力。又如，有的领导干部因取得了不小的工作成绩，被人赞为"强者"或什么"家"，在这一片赞扬声中他为了维护"声誉"只得演出假象，心里一方面想拼命补上自己的不足，以便不被他人看成是沽名钓誉，另一方面又害怕在什么地方露出马脚，处处提防，这样当然会产生很大的心理压力。所有这些压力都是自己造成的，自己是系铃人，当然也应由自己来解。解决的办法就是实事求是，正确地认识自己，不要装"强者"或什么"家"等等，压力自会消除。

（二）认知状态的优化

1. 合理化解释

即给自己找到减轻苦恼的申辩理由，作自我安慰。常用的手法是"酸葡萄效应"，出自伊索寓言，讲的是一只狐狸想要吃葡萄，可是葡萄长在树上太高了，它够不到，这时它就安慰自己说：算了，反正这些葡萄是酸的，不吃也罢。用这种方式来进行自我安慰。

2. 将心比心

即去意会对方或他人的感受和想法。例如，某个科室的领导感到该科室人手不足，工作开展有困难，就提出一个建议，要求增派人力。可这个建议在组织部门遭到拒绝，虽再三请求，亦无济于事。他为此感到很恼火，认为人事部门不支持他的工作。但冷静下来之后，他想，如果他是人事部门的负责人，在目前编制紧缩的情况下也只能这么做，于是对人事部门的怒气也就消除了。

3. 不要夸大问题

避免思想歪曲可以帮助我们以一种不同的眼光看待事物，并可以管理我们的压力等级。当实际的想法只是"不方便""烦人"或"讨厌"时，避免通过使用某些极端的词语如"恐怖""可怕"或"灾难"来夸大问题。

4. 不要极端地看问题

有一些极端的"标签"可以给人"泾渭分明"的感觉，如

"好"和"不好"等。判断、评论和说教可能会让人产生愤怒、挫折感和自以为是的恼火——所有破坏性的和令人产生压力的情绪。要避免因为发生了某些你并不负全责的失误而责备自己。但另一方面，总是责备其他人、忽略自己对某个问题的态度及行为的方式，对自我发展也是弊大于利。

5. 找出自己不合理的信条

我们头脑中许多不切实际的信条来源于童年时代或好或坏的经历。童年时代是我们大多数思想信条产生的时期，在这个时间段内，我们形成并发展了自己的信仰系统，它在我们身上起着长久的作用。找出并认识到自己所持的不切实际的信条，并分析它们是从何而来的，随即对它们的有效性提出疑问，并在必要的时候改变它们，以适应现实的需要。

6. 改变观念

学会积极地看问题，对待任何事情都有积极和消极两种看待方式，消极的观念会使人变得沮丧，这样只会使压力越来越大。而积极的观念则可以增强人的自信心，采取有效的应对方式。游泳运动员比赛时并不看泳池的另一端——他们精确地知道他们应当划行多少次。他们的目光超越了泳池，而到达了他们脑海中的想象，在那里，他们站在冠军领奖台上接受金牌和欢呼。就是这种积极的想象制造了世界冠军。

（三）情绪状态的调整

有些领导干部在有压力的时候会求助一些"朋友"，如香烟，很多人会通过抽烟来舒缓自己的压力，但是香烟根本没有这一作用，只不过是它含有尼古丁，这是一种兴奋剂，能够在短时间内让人放松，但是长期吸烟反而会影响人的身体健康。正确调整情绪的方法是，要正确认识压力和情绪的关系，以及负性情绪的危害，建立调整情绪的自觉性。比如，应充分理解人的情绪很容易受到外界环境的影响，因此，当面临压力情境时，不可避免地会随之出现焦虑、烦躁、沮丧等不良的情绪。但是，由于人在情绪激动的时候，往往认识范围狭窄，判断能力下降，思维僵化，动作笨拙，不利于工作、学习及解决问题。因此，领导干部必须学会控制自己的情绪，沉着地面对压力。其次，在情绪波动时，可采用放松训练法进行自我调节。此外还可以采用很多别的方法抑制或消除坏情绪。

（四）应对技能的增强

1. 减轻工作压力的技能

注重自己工作的价值，在接受任何新工作前，要考虑一下担任该工作所需承受的压力，并依据自己的实际能力逐渐增加每天的工作量及复杂程度；在前一天晚上整理好写字桌，使自己能够轻松开始一天的工作；准备一种益智玩具，在工作间隙用于消遣；每工作一段时间，休息5分钟，每完成一件工作"勾"去一件，看着要做的事一件件地减少是非常有成就感的；如果某些人或是环境使你做你不愿做的事，那就避开这些人或环境；给受到压力的同事一些放松的暗示，只有当你有时间去帮助别人时，才去帮助别人；告诉你的同事，把问题看成机会，鼓励全体员工互相支持；当同事看出你正受到压力时，让他以真言相告；用公开讨论工作中存在的问题的形式来减轻压力；经常自问，其他人与你一起工作时是否有压力感；只接受有用的新观点，而不是那些仅仅流行的观点。

2. 预计压力的技能

人们对毫无思想准备的打击最难承受，因为此时的心理压力往往极大。如果事先能够预见到会有某种压力出现，或是压力是由小到大逐步上升，那么承受起来就容易些。因此，领导干部应当预计压力的来临，并做好应付的准备，这也是适应压力的重要办法。比如，我国正处在改革开放的大潮之中，整个国家的经济要向市场经济过渡，整个经济机体要发生很多重大的变化，上层建筑也会随之做重大的调整。处在这样的时代，领导干部会面临许多重大的新压力，对此也应心中有所准备。当然，这些新压力比日常工作中的压力要难预计得多，但只要决策者了解并接受时代发展的大潮流，细心地留意客观的发展变化，新压力的出现也不是完全无法预料的。

3. 改善沟通的技能

改善人际沟通的技能有助于建立和谐的人际关系，减少人际交往的压力。与人沟通时，首先真诚且稳定地注视着与你交谈的人。当单独与某人说话时，保持双方目光接触 5 ~ 15 秒钟。如果面对的是一组人，则尽量使目光和每个人每次接触大约 5 秒钟。眼睛不要在每个人身上都只是快速地一瞥，也不要因此而补偿性地以过度夸张的动作迟钝地看来看去。姿势和动作要正立并放松，可以自然且轻松地走动。直立站好，使肩部、臀部和足部成一条直线，并以饱满的精神迈步走向对方。讲话的时候，尽量保持放松和自然，双手和双臂的运动特别重要，如果合适的话，要记住保持微笑。穿着没有正确或错误之分，但要使自己和别人都有舒服的感觉，所以应当尝试以一种适合于当时环境的风格穿着。将声音作为一种工具，传送能量和热情，并尽量使音调、频率和音量不要总是一成不变。最后，要重视给对方留下的第一印象。

（五）自由地选择自己的态度

我们每个人都有选择自己对待事物态度的自由，因此，在面对压力的时候，我们也可以选择自己对压力的看法。当然，环境本身是带给人压力的重要外在因素，但是压力最终会带给人们怎样的影响在更大程度上取决于人们对于环境的认知和解释。因为，作为人来说，由于经验、思维习惯以及个性等特征的影响，人们对于事物的认知很可能发生改变或扭曲，甚至完全背离事物的本来面目。而且，一旦产生对事物消极的认识，将会对人的心理和身体产生消极的影响，从而使人感受到更大的压力。因此，面对人的认知扭曲这种现象，个体应当学会并善于将当前的思维架构顺利地转变为比较不具有威胁性的认识。

压力的认知疗法中比较著名的就是理性情绪疗法。这种心理学治疗方法源于艾利斯。这个疗法的前提假设就是：压力主要存在于个体对环境和其他应激源的知觉、解释和评价的方式之中。也就是说，应激情境本身很少作为压力而存在，而是人们依据对其生活情境或条件的知觉和认知，把这些特定的生活情境或条件体验视为是有压力的。简单地说，压力是你的感觉。这并不是说绝不存在本质上就是"压力性的"环境。

其实，每个人都会有被非理性情绪困扰的时候，领导干部也是如此。所谓被非理性情绪困扰，其实就是我们俗语所说的每个人都有"钻牛角尖"的时候，当我们"钻牛角尖"的时候，就需要换一种思维和想法，解开纠缠在一起的思想的结，理清自己的思维，就能解决问题。自然，人无完人，领导干部也有"钻牛角尖"的时候，当领导干部被一些怎么也理不清的非理性的情绪困扰的时候，必然会出现一些烦恼，这些烦恼甚至会影响到领导干部的管理工作和生活，给领导干部带来很大的压力。

人有选择自己态度的自由，也有选择自己面对世界的人生观的自由，只要个人愿意，自己可以选择乐观地面对生活，也可以在面对压力的时候坚持给自己加油鼓劲不放弃与压力做斗争，发挥自己的潜力，把压力变成动力。

（六）对着日记倾诉

艾萨克丁尼生说："如果把悲伤放进故事里，那我们就能承受所有的悲伤。"一直以来，研究和经验也都表明，如果人们处于压力之中时能够将当时的情绪和观念表达出来，也是减轻压力的非常好的办法。而且人们在表达时，不仅面对面的对话具有很好的宣泄的效果，写作也是一种很好的发泄方式。对于那些处于压力中的人来说，将自己的感觉和愤懑通过写作来发泄出来，可以减轻压力。可能我们没有办法创作优秀的传记，但是我们可以通过写日记和讲故事将自己的经历和心情写出来，以减轻压力。

（七）画出你的感受

当人遭遇压力时，画画也可以减轻压力，所以在艺术心理治疗中有绘画治疗。艺术治疗是心理学中新兴的一种心理治疗方法。美国艺术治疗学会将艺术治疗描述为"运用艺术的创造过程提供非语言的表达和交流机会，以此调和及培养自我意识和个人成长"。艺术治疗也可以描述为人的自我发现之旅，这种旅行的过程和收获都会促进个体自我实现和自我治疗。因此，艺术治疗被认为是能够进行压力管理的有效策略。通过艺术治疗减轻压力的方法，从理论上来说，就是将人内心的情绪和感受以及记忆通过艺术（如绘画等）的方式表达和宣泄出来。

（八）培养自己的积极情绪和幽默感

一个具有幽默感的人能够自我调侃，也善于发现生活中那些快乐的事情，这样的人在面对压力的时候，就比较容易以积极的态度去看带来压力事件的其他方面，因为有的事情不仅仅会带来挑战和压力，也可能带来很大的机遇，这时，有幽默感的人就比那些没有幽默感的人更能够发现这样的事件的积极面，所以，压力产生的时候也不会让其感觉那么沉重。

三 领导干部的自我调适

（一）转变认知，理性思维

认识活动是心理活动的基础，个体对事物持什么样的认知和态度，会影响其情绪和行为。我们的烦恼不是源于事件本身，而是源于我们对事件的看法。积极认知有助于健康，消极认知则是心理问题的根源所在。人的许多不良情绪与行为，往往都源于错误的认知。改变了认知，也就改变了情绪和行为。领导干部在认识问题时容易出现片面思维、灾难化思维、刻板思维、追求完美、自我意识偏差等现象，从而引发情绪和行为问题等。因此，领导干部在生活中应该训练自己的思维活动，用全面、客观、发展、灵活、理智的眼光去看待问题、分析问题，形成积极乐观、健康成熟的人生观、世界观和价值观，从而避免许多问题的发生。

（二）调控情绪

1. 宣泄

领导干部受挫后，首先应设法将受挫折的痛苦、绝望、焦虑、愤怒等不良情绪和情感从心底释放出来，以便使内心平静下来，从而能理智地去考虑问题和处理问题，以保护身心健康。

2. 转移

当受到挫折而紧张情绪无法排除时，可以暂时离开挫折情境，转移自己的注意力，做些自己想做的、感兴趣的事。比如，读书，读一些感兴趣的书和使人轻松愉快的书，那样就可以将心里的一切烦恼抛到脑后去。还可以在工作压力过大时，与家人、朋友或者独自一人去旅游，山川、海滨周围的空气含有较多负氧离子，置身于其中有助于平静心绪。可以多做好事，与人为善，可以得到宽慰并感到踏实，心情变得愉悦，情绪自然得到调节。

3. 适应

领导干部受挫后要想得开，要进行自我控制。生活本就充满各种各样的可能性，喜乐悲忧都会有。所以，对易激怒自己的事情，要用旷达乐观、幽默大度的态度去应付，经得起挫折，克服心胸狭隘的习惯。

（三）管理压力

1. 清醒地觉察和认知自己的压力

其实在生活和工作中适当的压力是有必要的，压力过大或者过小都不是正常状态。压力太小的时候，人很容易变得懒散、懈息，很难取得进步；压力过大的时候，精神紧张，非常焦虑，不仅对外界的判断力降低而且会引起身体不适，不利于身心健康。因此，领导干部一定要时常自察、自省，能够正确地认识压力，分析压力源，有效地解决压力，这非常重要。

2. 及时释放压力

压力过大就像一个充了过多气的球，再听之任之就只能爆炸，害人又害己。领导干部要学会释放压力的一些方法，当压力过大自己不能控制时及时排解，让自己重新回到正确的轨道上来。

（四）学会放松自己

中国古代有句谚语是这样说的："你无法阻止鸟儿从头顶飞过，但你可以不让它在你脑袋上筑巢。"这就告诉我们，压力的出现是不可避免的，我们不能阻止压力事件的发生，我们能够做的，是学会放松自己，帮助自己保持心灵的镇定平和，下面这些放松的技巧也可以成为人们应对压力的策略。

1. 深呼吸

当人们面对紧张或者疲惫状态的时候，深深地呼吸可以让人放松自己。深呼吸是最简便的放松训练，因为呼吸是在我们日常生活中发生并且不需要有意注意的行为，所以进行深呼吸是很简单方便也很有效的放松技术。其中，一种叫作腹式呼吸的方式是进行放松训练极为有效的方式。

当一个人在组织自己的思路、镇定自己或者要调动能量应对挑战性任务的时候，深深地叹气或者是大口呼吸是十分有帮助的。学习腹式呼吸，在疲惫的时候把空气吸入自己的身体就可以让自己整个放松下来，这个时候就可以缓解自己的疲劳，也有助于帮助人面对困难的情景。

2. 冥想

社会的发展让人们获得信息的途径不断增加，日新月异的信息充斥着每个人的生活，人们的头脑在不断地接受知识，这些不断更新的知识必然会给头脑带来压力。与此同时，人们还要应对其他很多工作，头脑不可避免地会感觉到负担，这个时候，放松自己的大脑是很有必要的。因为如果大脑得不到很好的休息，就很可能造成情绪上的焦虑，也会让人感觉到压力。冥想是使大脑放松的最好的办法。它是一种对自己内部状态的反省活动。如果用心理学的专业术语来解释，冥想是注意力的高度集中和觉察，是一种产生和享受大脑安静状态的过程。

3. 体育锻炼

尤维纳利斯（Juvenal）说：健全的精神寓于健康的身体。进行体育锻炼是可以让自己放松的一个方法。一些具有修炼效果的运动，如瑜伽和太极拳都可以修炼个人的心灵，锻炼精神和意志力。长期坚持进行这样的锻炼就可以让自己感受到心灵上的放松，并且可以养成健康的身体。

早在几十年前，瑜伽就已经非常流行了。"瑜伽"一词来自古梵语，可以理解为"结合"，其实，瑜伽就是心、身、灵的完全结合。瑜伽的姿势有很多种。练习瑜伽可以产生不同水平的内心宁静，在练习过程中不仅可以锻炼形体，配合着呼吸还能感受到心灵的平静和放松，这种放松远大于我们剧烈跑步之后的轻松，是一种心灵上的荡涤和放松，是很好地释放自己的方式。

有氧运动可以消耗掉现存的压力荷尔蒙，避免它们游弋于身体之中破坏重要器官和免疫系统的完整性。有氧运动能减少愤怒、恐惧时的荷尔蒙分泌水平，为将来的压力做好身体准备。锻炼能使一些器官长期高效地发挥职能，包括心、肺、毛细血管、肾、肌肉和骨骼系统。选择可长期坚持的运动项目 2 ~ 3 项，如跑步、羽毛球、篮球、足球、网球、游泳，并且坚持有规律的锻炼。

放松自己的体育有很多种，太极拳这种运动是最常见和具有中国特色的，其实练习太极拳也可以放松心灵。练习太极拳可以平和自己的心性，让人能够变得不骄不躁。人的心性平和了，面对事情就不会失去理智，也不会轻易焦躁。

4. 想象的力量

闭上眼睛，倾听大森林里的风声鸟鸣，清澈见底的小溪缓缓流过，感受着轻轻拂在脸上的清风，温暖的阳光照着你的脸庞，呼吸着带着阵阵青草香的空气，整片森林的树叶随着风沙沙作响。这个时候，你会感受到完全放松。想象具有强大的力量，想象力是人类独有的能力之一。很多人认为人在压力状态下是没有想象力的，其实不然，人们在压力状态下不是不能想象，而是总会向坏的方面想象。人们用错误的方式运用想象力，人们的想象会从挫折和恐惧中得出最坏的情况。人们会想象出压力情境下最差劲的结果。这个时候，想象不仅不会帮助人们放松自己，反而会让人们的压力变得更大。因此，面对压力的时候，想象既有好处，也有坏处。正如古语所讲的，解铃还须系铃人，如果以正面的方式使用想象，它会成为克服压力的得力工具。也就是说，当压力发生的时候，我们要学会把事情往好的方面想，要想到会带来的好处而不是坏处，我们可以想象压力解决以后的轻松快乐等，这样就能让人感觉到有希望，也能帮助人们能够勇敢地面对压力，而那些愉悦的想象也能让我们绽开嘴角，变得开心，感觉到心灵的放松，这样即使是处于压力状态下，也不会因此而崩溃。

5. 倾听音乐

现在请闭上眼睛，想象一首你最爱的歌曲，让它在你的脑海中荡漾，尽情地享受它，然后去感觉你的身体如何回应着音乐那美妙的旋律和音调。音乐能够影响人的心情，这似乎是所有人都认同的。当人们听到欢快的歌曲，人们的身体会不自觉地跟着节拍扭动，动感的韵律会让人的心情也随之愉悦。同样，当听到哀伤的音乐，也会被音乐感染，感受到和作者同样的心情。这就是音乐的力量，它不仅仅是一种发泄压力的方法，同样也可以放松人们的心情，所以，当你感觉到心情不好，或者面对巨大压力的时候，听一听充满快乐气息的音乐吧，这样就会让你的心情慢慢地随着音乐也变得欢快起来，忘记身边的烦恼，放松自己。

领导干部的情绪
与心理健康

04

第

4

章

情绪是认知和行为的调节者，又是调节的对象。情绪在两个方面可以被调节，一是情绪的类型，二是情绪的动力性。情绪调节是社会胜任能力和心理健康中不可缺少的过程。作为领导干部，必须树立正确的情绪管理理念，学习有效的情绪管理方法，并注重人际关系中的情绪管理。尤其要敏锐感知和处理好群体性不良情绪，维护社会稳定，这是领导干部的一门必修课。本章分为情绪与心理健康、领导干部的负面情绪与调适、领导干部积极情绪的培养三部分，主要内容包括情绪对领导干部的影响、领导干部过度焦虑情绪与自我调节、辨证行为疗法中积极情绪培养练习等方面。

第一节　情绪与心理健康

一　关于情绪

（一）情绪的内涵

情绪是人与现实之间关系的反映，是认识世界时伴随的内心体验。这种体验反映了事物是否符合人的需要，并引导人们趋利避害。可以从四个维度去考察情绪。

（1）紧张度。情绪可以在很广阔的紧张度范围内呈现出来，弱到不易察觉（心境），强到痛苦狂喜（昏厥）。

（2）行为的推动力。情绪不但提供人的活动背景，而且对人的行为具有某种推动作用，推动人的活动——趋向或逃避。例如，绝望者可能沮丧甚至自杀；憎恨者可能咒骂或进攻。

（3）快乐性维度。快乐或不快乐的程度也可以用来研究情绪。

（4）复杂度。有些情绪是简单易解释的，有些是非常复杂的，如爱情、爱国主义等。

（二）情绪的机体表现

情绪、情感过程是有明显的机体变化和生理唤醒状态的。

1. 内脏器官的变化

主要是指呼吸、血液循环、消化、内外分泌等系统的变化。生气时，呼吸加快、变深；恐惧时，呼吸会变缓、变浅；发怒和羞愧时，心跳加快，血压升高，血糖增加，血液含氧量增加，面红耳赤；惧怕时，血液循环加快，面色苍白；突然震惊时，呼吸有可能中断；焦虑、忧郁时，胃肠蠕动和消化液的分泌会受到抑制；盛怒、恐惧时，交感神经受刺激，唾液腺停止分泌，因而口干舌燥，消化系统活动减弱或停止；在激烈、紧张的情绪中，肾上腺素分泌增加，使机体处于应激状态。

2. 皮电、脑电的变化

人在产生情绪时，内脏器官的活动加强，新陈代谢加快，皮肤上汗腺分泌旺盛。而汗腺中有大量钠元素，使导电性增强，电阻下降、电流升高。大脑在兴奋时，产生阴电，周围产生阳电，出现明显的电位差，利用脑电描记器，可以记录大脑不同单位的电位差的变化。

3. 外部表情变化

即外显行为的变化。当人的情绪、情感发生变化时，总会伴随产生一定的动作表情。

（1）面部表情变化

哭泣时，眼部肌肉收缩；悲哀时，眼、嘴角下垂；愤怒时，眼、嘴张大，毛发竖起，胸部挺起，横眉张目，紧握拳头；困窘和羞愧时，面红耳赤；震惊时，面色苍白；欢乐时，眼睛连成一条线；得意时扬眉，忧愁时皱眉，欢笑时展眉。此外，耸鼻表示轻蔑，生气时鼻孔大张，咬牙切齿。

面部表情，主要指面部肌肉群的运动，是最敏感的情绪显示器。有人认为眼睛是最能传达情感的部位，事实并不完全如此。不妨试一试，用一张纸挡住一个人的面部，只露出两只眼睛，看他做出的各种表情，是无法对其情绪加以判断的。只有把面部露出来，才能加以判断。

（2）身段动作变化

指人的姿势动作变化，包括手、腿、脚等部位的姿势动作。在日常生活中，即使我们看不清一个人的面部表情，只要能看清他的身体动作，也能了解其情绪状态。例如，流行在欧洲一些国家的哑剧，演员的面部或涂白粉或戴上面具，不可能较多地运用面部表情进行表演，人们主要根据演员的姿势动作来理解其表达的情绪。

姿势动作能表达人的多种多样的情绪、情感，或者说人的情绪、情感会表现为多种多样的姿势动作。例如，大多数点头表示同意，摇头表示反对，低头表示屈服，垂头表示丧气，昂头表示轻视、自信自傲；手舞足蹈表示高兴，摇头摆尾表示得意；步履沉重表示悲哀；抱头鼠窜表示狼狈。在身段表情中，手的动作极为重要。有人讲手是不会说假的，说明手的表情最真实。

（3）言语表情变化

人的情绪、情感变化，必然表现在人的言语变化上。言语变化，包括语意、语调、节奏、速度、弦外之音等。人的情绪表现，主要是面部表情，具有先天遗传性。如哭泣、快乐时的微笑，婴儿未经学习就会。有些是随着人的成长，自然显现出来的。达尔文认为，人类的情绪表达是从动物的类似表达进化而来的。例如，动物的龇牙咧嘴表示愤怒，也是为了吓跑敌人，这种情绪表情与人基本是相同的。达尔文说，全世界的人，不论相距多远，相同情绪都表现出相同的面部表情。这说明，这些表情是遗传的，不是习得的。而言语表情则是后天习得的。

（三）情绪的特征

1. 两极性

情绪、情感在性质、表现形式和程度上都具有鲜明的两极性或对立性。

（1）在性质方面，有肯定与否定之分。例如，积极与消极、快乐与恼怒、喜欢与讨厌、赞美与反对等等。

（2）在强度方面，有强弱之分。例如，快乐有满意、愉快、欢乐、狂喜等几种不同强度的情绪。

（3）在激动状态方面，有激动与平静之分。激动的情绪表现为强烈、短暂、爆发性，如激情、应激。

（4）在紧张度方面，有紧张与轻松之分。紧张情绪与人所处的环境、肩负的任务有关。环境气氛紧张、压力大、利害攸关，会使人产生紧张情绪。有时过度紧张会引起意志、行为混乱或瓦解。而平静的情绪多是在和谐温馨的环境、宽松的时间、任务压力不大的情景下产生的。

（5）在复杂程度方面，有简单与复杂之分。刺激物单一，情绪比较简单；刺激物复杂，情绪就复杂。例如，百感交集、又爱又恨、又惊又怕、前进不得，后退不得，都是情绪的复杂状态。而一触即发、垂涎欲滴、爱不释手，则是情绪的简单状态。

2. 周期性

人的一般情绪往往呈现周期性变化。比如，有的人情绪很高涨，过了两天变得低落，又过了几天，高涨情绪又复苏。情绪周期性变化，与人的生理条件、人生观、世界观有关。

（四）情绪的分类

情绪表现形式是多种多样、异彩纷呈的。从不同的角度，可以把情绪划分为若干类型，以便了解人的情绪。

1. 按情绪的性质划分

情绪是主体对客观事物是否符合自己需要的心理体验。因此，按情绪的性质分类，就是根据主体与客体之间的需求关系进行划分。我国古代按情绪的性质把情绪分为喜、怒、哀、乐、爱、恶、惧七种，俗称"七情"。现代心理学一般把情绪分为快乐、愤怒、悲哀、恐惧四种基本情绪。

（1）快乐。指个体的目标达到，需要得到满足，或是受到社会与他人赞美时的心理体验。快乐又可细分为满意、愉快、欢乐、狂喜等不同程度等级。

（2）愤怒。指个体的行为目标或愿望受到干扰、破坏和打击，使自己的期盼无法实现或者遭受损害而产生的心理体验。愤怒又可细分为不满意、生气、愠（有怒色）、怒、忿、激愤、狂怒等不同程度等级。

（3）悲哀。指个体所热爱的对象遗失或破裂，盼望的目标或事物破灭而产生的心理体验。悲哀又可细分为遗憾、失望、难过、悲伤、极度悲伤等不同程度等级。

（4）恐惧。指个体由于缺乏心理准备，不能应付、处理、驾驭或摆脱突然出现的某种可怕的或危险的情景所产生的心理体验。

此外，焦虑也是极为常见的一种情绪状态。所谓焦虑，是一种不愉快的情绪，它类似于恐惧，又不同于恐惧。其不同在于：恐惧有引起它的具体对象，而焦虑无明确的引起它的对象，而且恐惧也较焦虑情绪强烈。

2. 按情绪的状态划分

根据情绪发生的强弱和持续时间长短及紧张度，可把情绪分为以下几种类型。

（1）心境

它是一种微弱、平静、持久且极具渲染性的情绪状态，具有弥散性，不是关于某一特定事物的心理体验，而是以同样的态度体验对待一切事物。它对人的生活、学习、工作、身心健康有很大影响。

（2）应激

应激是在出乎意料的紧张与危急状况下出现的情绪状态，是人对意外的环境刺激做出的适应性反应。在应激状态下，人可能有两种表现：一是惊慌失措，目瞪口呆，手忙脚乱，陷入困境；二是争中生智，行动及时，摆脱困境，化险为夷，转危为安。

（3）激情

激情是一种强烈的、爆发性的、短暂的情绪状态，往往发生在强烈刺激或突如其来的变化之后，具有迅猛、激烈、难以抑制等特点。激情通常是由对个体有重大意义的事件引起的，如胜利后的狂喜、失败后的绝望等。

（4）热情

指一种掌握着人的整个身心，决定一个人的思想行为基本方向的，强烈、稳固而又深刻的情绪状态。它虽不像激情那样强烈，但较激情持久；它不像心境那样影响广泛，但比心境强烈、深刻。热情的社会价值，是由其所指向的对象的社会意义决定的。

（五）情绪的功能

1. 动机功能

情绪具有激发人的认知和行为的功能。情绪、情感与动机有密切联系，动机产生的基础是需要，情绪、情感则是客观事物能否满足人的需要的心理体验。在需要这个内驱力激发人的动机时，情绪、情感自然也会对动机产生影响。有时它会助长动机，有时会削弱动机，有时也会直接唤起动机。这就是情绪、情感的动机功能。比如，我们常说"不要感情用事"，所谓感情用事，就是说人的这一行为是感情发动和支配的，在这里情绪、情感直接起了动机的作用。

2. 信息功能

情绪、情感是人的思想、意识的自然流露。情绪的各种外部表现，都有一定的含义，反映着一定的思想、意愿，是一种特殊的信息，以此达到相互了解、彼此沟通的目的。比如，愤怒表示不满和拒绝，欢乐表示满意、赞成、拥护。

3. 感染功能

即人际情绪同化反应。由于人的情绪、情感具有感染性，文学、艺术才会产生艺术效果。管理者在对职工进行教育的时候，应该动之以情、晓之以理，才会收到预期的效果。

二 情绪对领导干部的影响

（一）情绪对行为的影响

戈尔曼所著的《EQ》一书中，将情绪定义为："感觉及其特有的思想、生理与心理的状态，以及相关的行为倾向。"可见情绪不只涵盖人的精神层面，还会影响认知思考与行为表现。情绪、行为、认知三者必须配合，才能使个人身心处于平衡状态。

心理学中的"情绪性行为"指情绪因素造成的行为变化。婴儿在失去心爱的玩具时会大声地哭闹、摔打东西；成年人也会有因为生气把东西砸坏了等随意发泄情绪的情景出现，这都是情绪主导行为的典型例子。在工作出现困难或失误时，领导干部是愤怒地痛骂员工、摔打东西，还是及时调整情绪，冷静地解决、处理问题呢？不同情绪主导下的行为会产生截然不同的效果。

（二）情绪对认知的影响

领导干部情绪情感对促进知觉选择、注意力集中、记忆和思维的活跃都有重要的作用。人们对关注的事物，会表现出兴奋的情绪，这有利于加深其对事物的知觉，对其倾注更多的注意力，毫不费力地记住，并且经久不忘。情绪的亢奋状态对思维的活跃性也有重要影响，在极度气愤、痛苦、兴奋时，人的思维明显加快，活跃而敏锐；而在抑郁状态下，则敏捷性下降，反应迟钝；极端时甚至会出现"脑子一片空白，想不出任何办法"的情况。领导干部若能在做决策时保持适度的兴奋，既可以使思维活跃而开阔，又可以避免过度亢奋造成一时冲动，做出非理性的判断。

三　情绪与心理健康

人们不会总是事事如意，在工作和人际交往中，总会出现一些不愉快的事，导致不良情绪或者情绪障碍发生。其主要表现形式有以下几种。

（1）情感障碍。是指情感活动的变态和失常。情感障碍可以导致其他心理障碍，如认识障碍和行为障碍。反过来，其他心理障碍也可以导致情感障碍。

（2）情感阻滞。是指人的情感无法发泄而储存在记忆中形成的一种心理创伤。情感会因为对激发这种情感的事物的强烈反应而淡化或消失，反应包括随意反应和不随意反应，这种情感反应叫作情绪发泄。

（3）情绪创伤。是由情景压力或情感上受到打击导致的情感或行为失调现象。情绪创伤实际上是对过去某种痛苦经验的记忆，这种记忆有着惊人的鲜明程度，带着浓厚的情绪色彩，并会被长期保持下来。

（4）不良情结。是个人在情绪心理过程中遭到重大挫折而产生的，与被压抑的潜意识相结合而形成的复杂心理结构。它会影响人际关系的建立、发展及主体积极性、创造性的发挥。

第二节　领导干部的负面情绪与调适

一　领导干部愤怒情绪与自我调节

（一）领导干部愤怒情绪的二重性

领导干部发怒既具有积极性、有益性和合理性的一面，又具有消极性、有害性和无理性的一面。充分认识领导干部愤怒情绪的二重性，在领导工作和领导活动中取其积极性、有益性和合理性的一面，舍其消极性、有害性和无理性的一面，对于领导干部正确把握和控制自身的情绪，具有十分重要的意义。

1. 领导干部愤怒情绪的积极性、有益性和合理性

忍耐被普遍认为是中国人的显著特点和美德。英国哲学家罗素说："中国人，上自达官显贵，下到平头百姓，都有一种冷静而内向的尊严……没有比中国人的忍耐更令欧洲人吃惊的了。"因而，不善忍耐而发脾气则被认为是不成熟和缺乏涵养的表现，领导干部的愤怒情绪尤其如此。这种认识和看法并不全面，领导干部的愤怒情绪不能简单地等同于情绪失控、行为举止失态。

首先，领导干部当怒而怒是领导干部坚定的原则性的集中体现。一般而言，领导干部要善于克制，保持头脑冷静，但并非对一切事都应该克制，并非对一切事情都应该冷静。这里需考虑最基本的原则问题，或者说，一个"度"的把握问题。如果克制对实现组织目标、完成共同任务、维护共同利益有好处，那么领导干部应忍一时之气；相反，凡属事关人民利益、民族尊严和国家国格等重大原则问题，领导干部应该义不容辞地挺身而出。通过这样一种特殊方式来表明在重大原则问题上的坚定立场和态度，把这种信息十分明确地传达给对方。

其次，领导干部当怒而怒是领导干部所具有的正义感的集中体现。孔子说："政者，正也。"领导干部所具备的正义感是其领导威信的重要构成因素。领导干部的正义感不仅体现在领导干部洁身自好上，更重要的是体现在领导干部敢于向丑恶、消极、腐败现象开火。领导干部敢于向这些丑恶、消极、腐败现象发怒发难，既可以起到对这些现象的震慑作用，又能争取广大人民群众的支持。

2. 领导干部愤怒情绪的危害性和消极作用

人非草木，孰能无情。面对歪风邪气和丑恶现象，领导干部发怒发火，亦在情理之中。但是，发怒是一种过激的情绪反应，在一定场合，发怒对领导工作有着很大的危害性和消极作用。领导干部在发怒这个问题上不可不慎。首先，盛怒之下，易失去理智，影响决策。其次，领导干部轻易发怒，因小事而发怒，有损于领导干部自身的形象和威信。最后，发怒尤其是暴怒，更有损于领导干部的身心健康。

3. 正确认识领导干部愤怒情绪的二重性

领导干部发怒既有积极性和合理性的一面，又有消极性和非理性的一面。但总体上看，领导干部发怒的弊大于利，消极性多于积极性。领导干部在发脾气、发怒这个问题上宜持十分慎重的态度，不宜轻易发怒。在特殊问题和特殊场合，领导干部发怒会产生特殊效果，因此，善于拿捏也是一门高超的领导艺术。

（二）领导干部掌控愤怒情绪应注意的问题

要充分发挥领导干部愤怒情绪的积极作用，防止和限制其消极作用，掌握原则并灵活地、创造性地加以运用，应该注意和把握以下问题。

1. 怒而有理

发怒有没有理，有大理还是小理，发怒的剧烈程度应与有理的大小相适应。领导干部应该注意不要因小事而发怒，不要因私利、私事而发怒，不要因非原则问题而发怒，不要因部属的小过而发怒。

2. 怒而有节

要注意把握发怒的强度，也就是要把发怒控制在理智的范围之内。在发怒强度的取舍上以谨慎为宜，也就是说，可怒可不怒者，以取不怒为宜，可大怒可小怒者，以取小怒为宜。

3. 怒而有别

要注意发怒对象的差异性。不同的对象对领导干部发怒的反应是不同的，应根据对象的不同而有所不同。注意区分对象的不同社会角色和社会身份，注意根据发怒对象在年龄、性别、性格、气质、心理成熟程度、心理承受能力等方面的差异，采取不同的方式和掌握不同的强度。

4. 怒后致歉

要注意采取补救措施来减少和消除领导干部发怒以后所产生的消极影响。领导干部也是人，也具有普通人的一面，难免有偶尔"走火"的时候。领导干部"走火"以后，应及时向发怒对象表示歉意，消除不利影响。

（三）领导干部制怒方略

1. 心理自我控制调节的内在根据和手段

制怒是对自我情绪的一种调控，是心理自我控制的重要方面。心理自我控制是人对自身的心理与行为的主动掌握，也就是人控制自己的情感冲动和行为方向。心理自我控制调节的内在根据就是人的自我意识。自我意识是指人对于自己以及自己和周围事物的关系的一种认识，并由此对自身的一切思想、行为与潜力所采取的自觉态度。人的意识具有二向性。首先，人的意识指向外部世界，目的在于认识外部世界和改造外部世界。与此同时，人的意识也逐渐指向内部，指向自身，直观自己和认识自己，鉴定、判断自己的能力和行为，从而形成自我意识。人通过自我意识可以认识自己的心理状态，认识自己的心理和行为特征，为了使自己适应外部世界的要求，对自己的心理、情感和行为进行有目的的调整。由于人们所处的环境不同，其生活、成长和工作的经历不同，以及人的各种心理因素在其心理系统中所占的比例不同（如理智因素和情感因素所占比例于每个人都是有差异的，一个理智因素占主导地位的人，在很大程度上能够驾驭自己，而一个情感因素占主导地位的人，往往不善于驾驭自己），人的自我意识的发展水平也是不同的，自我控制的能力也会有所差别。自我意识发展水平比较高的人，自我控制能力也比较强；自我意识发展水平较低的人，自我控制的能力也比较弱。由此可见，领导干部制怒能力的强弱，在很大程度上取决于领导干部自我意识的发展状态。

2. 息怒的技巧

（1）拖延法

当感觉到愤怒时，先强忍下来，在事实不明朗之前，不要乱下结论、发泄怒气。尽量训练自己把发怒行为向后拖延。

（2）躲避刺激法

在日常生活和工作中有很多事可以使人产生愤怒，遇到这种情况可以暂时回避，以免矛盾激化。这是一种消极的制怒方法。

（3）转移刺激法

发怒时，在大脑皮层有一个较强烈的兴奋中心，可以尝试转移目标，在大脑皮层建立另一个兴奋中心。比如，心生怒气时，以听音乐、看电影、打球等积极的方式转移注意力，怒气往往容易烟消云散。这是一种积极的制怒办法。

（4）宣泄法

在日常生活或工作中，当与人产生矛盾时，可以把心中的不满或意见坦率地讲出来，或者对自己的朋友、家人讲述一番，或者通过日记、诗歌表达，这也是一种使怒气得以释放的可取方法。

（5）微笑制怒法

当你被愤怒控制时，更要保持神态轻松。情绪是有感染力的，努力微笑，这时所有器官会从准备"战斗"的状态中得到解放，躯体的紧张状态得到改善，愤怒的情绪也会得到缓解。

（6）回顾反思法

找出一件最近三个月内出现过的愤怒事件，理清事件的始末。试着想想你在这件事情的表面因素上，怪罪或是谴责了哪些人？生了哪些人的气？一一列出。深入思考你生气的原因、生气时的表现，以及由此引发的后果。

（7）调节饮食法

营养学家发现，食物能够对人的心理状态和情绪产生影响，多吃钙质丰富的食物，如牛奶、乳酪、鱼干、虾皮之类的食物，会使人的脾气变得好起来。

（四）领导干部愤怒情绪自我调节的步骤

修正或转变不健康的愤怒方式，我们可以在掌握上述息怒技巧的同时，通过以下几个步骤来进行愤怒情绪的自我调节。

1. 认识到什么样的方式是健康的愤怒方式

愤怒就像是告诉我们什么地方出问题的一种内在报警系统。如果你能健康地对待你的愤怒，你就会明白愤怒就像所有情感一样，是生活的一部分。你也会知道每个人都会发怒，发怒并不会使你变为一个坏人。能健康对待愤怒的人能够区分出在什么情况下发怒是合适的，什么情况下是不合适的。能健康对待愤怒的人也知道愤怒的目的是解决问题，而不仅仅是宣泄情绪，更不是伤害他人。区别愤怒是否健康的一个方法是判断你的愤怒对于当时的情形是恰当的还是不理性的、过分的。如果你告诉朋友因为他迟到了，你很生气，这是需要的；但如果你对他大喊大叫，或者骂他是个不顾他人、只顾自己的自私家伙，可能就过分了。

2. 跳出来思考你的愤怒

先不要立即反应，可以采取拖延法，使自己放松和平静下来。研究表明，生气的感觉最初是很迅速的，接着就是一个内心混乱的长期过程。给自己10～20秒的时间，去经历迷乱、汇聚和重组内部精神力量的过程。理性交谈从来不会在生气的叫喊中进行，因此要给自己一点时间从当时的场景中跳出来，恢复冷静。"跳出来的时间"意味着你准许自己感觉的存在，同时还能对环境有一个全面的审视。有什么建设性的方法用于化解这种感受，以使你自己和他人都感觉良好呢？愤怒有许多能量，你如何能更好地使用这些能量？

3. 提前计划

你可以提前预测一些能引起愤怒的情境，识别这些情境，采用躲避刺激法，尽可能减少接触这些情境的机会。某些情境如家庭成员的聚会、交通堵塞、排队买东西可能会引发愤怒，那么可以理性地规划你的时间，绕开这些恼人的情况。

4. 学会有效的交流和表达技巧

学会如何用直接的建设性的方式与他人交流你的愤怒，是将愤怒转化为积极力量的最重要的步骤。什么时候交流你的愤怒感最合适？在愤怒产生之时就直接表达愤怒并且向引发愤怒的直接原因表达，是释放紧张的最健康的方式。如何判断直接向激起你愤怒的人表达愤怒是不是建设性的？建设性的愤怒表达受到下列四种动机之一的引导：为了与他们交流受到伤害时的感受；为了改变有害的情境；为了阻止同样的伤害再次发生；为了增进关系、促进交流。很多人在表达愤怒的时候都会大喊大叫，失去控制。如果你能够用坚定可控的语调、良好的目光接触、严肃的表情、既不带攻击性也不那么僵硬的姿势来自信地表达你的愤怒，将会是一件很有意义的事情。

5. 学会减缓压力的技巧

领导干部不良情绪产生的原因中，外界压力也是一个不容忽视的因素。首先，工作强度大。很多领导干部的时间、行程都安排得非常满。在如此巨大的工作强度下，如果不能适当调适，很容易诱发焦虑、抑郁等情绪。其次，心理压力大。在基层，一把手责权划分模糊，权力大，责任重，稍有疏忽，就有可能因为执行不力或管理失职被批评甚至被处理。最后，缺乏宣泄渠道。领导干部应酬多、工作忙，和家人在一起的时间很少，很难和普通人一样烦心时可以向家人、亲友絮叨絮叨，得到支持和理解，而且身份特殊，有些委屈或郁闷压根不能说。

这些负面情绪长期积压必然会引发很多问题，为了维护身心健康，领导干部要学会合理化解压力，采用息怒技巧中的宣泄法，通过适当的途径来宣泄情绪。负性情绪超过 1 周仍不能缓解时就要宣泄。这里有一些小技巧可以采用，如写信给自己，把愤怒、抑郁、悲伤、恐惧等情绪都写出来，怎么痛快就怎么写，找个安全的地方反复诵读，读时可以哭怒骂摔，任意发泄，发泄完后把信撕掉或烧掉。或者采用空椅技术，拿一把空椅子，把它想象成自己强烈情绪的对象，把内心积压的愤怒和怨恨都喊出来，也可以踢打椅子，直到情绪完全发泄出来。或者设计一个自己的健身房，用沙袋、宣泄人等进行运动宣泄。也可以找一个隐秘的空间大哭一场、大喊一通。总而言之，不要任其压抑，最后一发不可收拾。

6. 现实地期待自己和他人

许多愤怒的发生是因为我们对自己的期待过高。当我们对他人期待过高而他人却让我们失望时，也会激怒我们。学会重新评估自己的期待，在你脱口而出之前先确认你的感受。学习用调整好的认知状态去评估局势，是使愤怒事件最小化的关建。

7. 学习问题解决技术

不要抱怨、发牢骚，更不要让自己蜷缩在角落中，要找到有效的方法去行动。要做到这一点，你必须相信你的想象力和创造力。你也必须能承担起你所选择的风险，并且相信你的选择。但是，牢记问题解决技术不包括报复。

8. 找出你愤怒方式的根源

形成你愤怒观念和愤怒方式的关键时期在于童年，我们在选择愤怒方式时通常会受到父母和社会的影响。大多数人在发现健康的愤怒方式之前都没有积极的榜样可供效仿，我们通常会选择父母亲对待彼此的方式或者对待我们的行为方式。很多情况下我们尽力不去仿效我们的父母，然而实际上，我们却常常背离了原先的设想，我们比自己期望的更像父母一些。如果能够处理你与父母之间和你过去遗留下来的问题，如果能够释放你对父母未曾表达的感情，你就能成功摆脱父母的阴影，成为一个具有独立人格的人。你可以选择给父母写一封信，在信中写出你父母的表达和处理愤怒的方式如何影响了你，尤其是在某些事件上。这封信你可以选择撕毁或者保留，也可以过一段时间后寄出。你还可以列出所有曾经伤害过你的人的名单，罗列出你对该人产生愤怒的原因，再给名单上的每个人写一封信，详细列出你的感受和原因，过一段时间后再决定是否寄出。

领导干部更要学会尊重他人的愤怒，学会倾听。多数人在愤怒的时候，都会有想要他人聆听的强烈而持久的需要。一旦我们觉得他人在听我们说话，理解我们，并与我们感同身受，我们往往就能够平息怒火。但是如果我们觉得别人没有听我们说话，我们就很可能会一直愤怒，甚至会更加愤怒。因此，在听的时候，不要争辩、不要打断、不要为自己辩护，更不要压制对方的愤怒。在倾听的时候，保持积极的态度。你需要对说话的内容和对方的情感感兴趣，并表示关心，通过目光交流、点头等示意自己在听并且了解他的意思。要设想别人是善意的，要抱着中立的态度来倾听，要注意换位思考。

二　领导干部过度焦虑情绪与自我调节

（一）过度焦虑的应对步骤

由于焦虑的复杂性，有多种治疗策略帮助人们克服具体的害怕和恐惧。纯精神分析方法关注一直被压抑在无意识中的童年经验，这被视为焦虑的原因。行为疗法让个体使用应对（认知再评估）和放松技术（心理想象）对压力源脱敏。综合各种方法，我们提出以下几个步骤应对领导干部的过度焦虑。

1. 将事实与想象分开，学会倾听

容易焦虑的人通常会活在对未来的恐惧和担心之中，很少顾及眼前。他们内心的自动化的声音可能会像这样："工作没做好，上级领导不会信任我了，同事会怎么看我？"但这些只不过是我们人脑的抽象能力所创造出来的想象罢了，不是事实。因此，当你感到焦虑、恐惧时，首先问自己一个问题：我是在对事实还是在对想象做出反应？如果上级领导告诉你，他对你这次的工作不满意，这就是事实，那么当然是需要关注的。而如果自己对自己说"我觉得上级不喜欢我"，这就是想象。如果总是把想象当成现实，那你就有受不完的折磨了。只需要简单地审视一下"我所想的是事实还是想象"，就会提醒自己，从而意识到是否可以选择。一旦你不把想象当成现实，并且意识到自己可以选择不焦虑、不害怕、不怀疑和不消极，你就可以改变整个人生态度了。

2. 摆脱自动化的思维模式

自动化的思维模式是一种无意识的反映，是对世界的某种认知方式，它是停留在过去的、原始的、歪曲的、过时的认知方式，它随时让你充斥着怀疑、恐惧和否定。自动化的思维模式起源于早期的发展阶段，起源于孩童时的经历，孩童时期的一些害怕、惊恐、怀疑，就像影像永久地刻录在人的心灵深处，最终造成了缺乏安全感的思维模式。在自动化思维模式中，有些孩子气的成分在里面。

让飞奔的自动化的思绪停下来。要是你的思绪开始信马由缰的话，不妨假想有一个亮红色的扳手，就垂在你的面前，用力拉，然后用自己的决心和力量，大声地说："停！"

假如你现在正为能否升职而感到焦虑和恐慌，你可能会告诉自己："也许我不够聪明，没法担起更多的责任。"这句话可能会引起两种反应。最初出现的具有破坏性的反应可能是自己缺乏安全感的习惯，让自己的思绪像火车一样飞奔，"大家迟早会发现我是个失败者，要是我把事情弄砸了，该怎么办？"这就是我们制造焦虑的过程。第二个选择就是首先分清事实和想象，然后拉动紧急刹车，不要让条件反射性的思维所造成的思绪的火车再疾驰下去。比如，当你的第一个念头（"也许我不够聪明，没法担起更多的责任"）跳进你的脑海时，你就应该立刻辨认出这是你的自动化思维，然后立即拉动你脑海中的紧急刹车的扳手："停！这不是事实。我没有必要听从自己的孩子气的自动化思维。我知道我能认识到这一点。"

如果你将这种方式与转移注意力的方法结合起来，那么效果会很好而且持久。在中断消极自动化想法后，为了防止这个想法再回来，你要把你的注意力转移到别的地方去。试试下面这个方法：拿起一个小物件，仔细地研究它几秒钟，把玩它，闻一闻，用手指弹它，听听它的声音，这种方式能加强注意力的转移。

3. 随它去

因为焦虑的自动化的思维，你可能会觉得惊慌失措、心烦意乱、没有希望、挫败、没有价值、无能为力。如果你关注这些症状，集中注意力于此，就像在头疼脑热的时候过于关注自己的症状一样，痛苦会被放大。但如果你不理会这些症状，忽略它们，随这些想法去，该干什么就干什么，你就能将自己从生活中的折磨里解脱出来。如果你痛苦，你一定要明白，是你给了焦虑动力，否则它是不存在的。焦虑只是你自己养成的一种习惯，如果你系统地忽略它，它自然会慢慢崩溃。

从现在起，当你觉得自己被不安全感搞得分不清方向的时候，负起责任来，自信一点，集中精力，告诉自己"停下来，放弃"。就这两个词，你就可以让飞奔的自动化的思维停下来，然后放弃这种思维，随它去。焦虑只是一种习惯的思维！

（二）焦虑情绪的放松技术

焦虑的处理包括认知的、行为的以及生理的方法。多种放松技术都会有帮助，如太极拳、瑜伽、冥想、按摩、音乐治疗、体育锻炼、生物反馈、渐进式肌肉放松等。

1. 身体放松训练

放松训练就是通过身体放松而达到全身心的放松，比较简单易行的是深呼吸法。深呼吸也称腹式呼吸，当你感觉焦虑、紧张、恐惧时，请试着闭上眼睛，深深地吸气，让空气充满你的整个腹腔，憋气2秒钟，再缓缓地用鼻子把气徐徐呼出。体会深深地吸进来、慢慢地呼出去的感觉，告诉自己我现在很放松，很舒服……

感觉一下自己身上哪些部位还紧张，想象着气体从那些部位流过，带走了紧张和压力。如此反复多次，直至情绪平稳，全身肌肉逐渐放松下来。如果有条件，躺下来，保持舒适的躺姿，两脚向两边自然张开，将胳膊放在身体两侧进行深呼吸练习，效果会更好。

人在紧张的时候，如果能让肌肉放松，心理上也可以放松下来。肌肉放松法就是通过有意识地去感觉肌肉的紧张和放松状态，从而达到心理调节的目的。选一个安静的光线柔和的环境，尽量不让外界打扰，依次进行如下放松练习：

（1）手臂。张开并紧绷胳膊，紧握拳头，感受拳头紧攥、手臂绷紧的感觉，然后松开，体会放松的感觉。

（2）头部。紧紧皱起前额，然后放松。

（3）肩部。耸起你的肩部，尽量向上靠拢，感觉和保持肩部的紧张，然后放松。

（4）颈部。后背立直，将头尽量向后靠，感觉颈部和后背的紧张，保持一会，然后放松；头使劲向前向下伸，感觉颈部肌肉的紧张，然后放松。

（5）胸部。深吸气，使空气充满你的整个胸腔，憋2秒，然后放松。

（6）背部。将背使劲向后弯曲，感觉紧张的状态，放松。

（7）腿部。蹬直双腿，像在蹬一面墙，保持5秒，放松。

（8）脚部。将脚尖尽量朝上绷直，使你的小腿肌肉绷紧，然后放松。

（9）最后感觉一下全身，如果哪里还觉得紧张，再单独进行放松。

（10）全身放松后，给自己几分钟的时间感受这种全身心放松的状态，然后慢慢地睁开眼睛，回到现实中。

2. 音乐放松

研究证明，旋律优美、音调舒缓的音乐能使副交感神经进入优势状态，达到放松、催眠、减压的效果；而音调强烈、旋律起伏激烈的音乐可以使交感神经兴奋，起到振奋情绪、摆脱低迷的作用。音乐在心理调节中具有言语无法替代的作用，它可以使感情得以宣泄，心绪安定，胸襟开阔，改善情绪，从而有益于身心健康。

选择合适的音乐可以很好地调节我们的情绪。在心情低落时，我们可以选择一些欢快活泼和雄壮激越的音乐，最有代表性的就是莫扎特的生命交响曲；也可以选择一些悲伤的歌曲，在与音乐的共鸣中逐渐释放悲伤的情绪，但不宜长时间听这些音乐，否则会让人陷入忧伤难以自拔。最好是先听一些忧伤的曲子释放情绪，然后再听一些雄壮有力的音乐使情绪高昂起来。

在心情烦躁、疲惫不堪时，可以选择一些和缓优美的轻音乐，如班得瑞乐队的轻音乐系列。一天的繁重工作结束之后，关上门，放上一首轻松舒缓的音乐，闭上眼睛，让自己沉浸其中，感受音乐的婉转、浓淡、疏密和起伏，醉心于潺潺的流水、啾啾的鸟鸣和山涧如泣如诉的曲调，让自己融入充满生命的宁静的大自然中，一天的疲劳也在音乐的流淌声中逐渐散去。

3. 体育运动

当消极情绪突发时，如极度恐惧、震惊、愤怒时，交感神经处于高度兴奋状态，有机体会产生出超过平时的能量，使血压升高，脉搏加快，这些被紧急动员起来的能量若不能及时发泄，会影响身体健康，还会使不良情绪加深，而运动可以使体内的不良情绪和亢奋能量得以释放出来。而且，运动时大脑会分泌一种被称为内啡汰的生化物质，能使人的情绪由低落逐渐转为欢欣。每天坚持至少半个小时的体育锻炼，如慢跑或快走，游泳，爬山，打乒乓球、羽毛球、网球等，对情绪调节很有效。如果有条件最好是户外锻炼，这样可以呼吸到新鲜的空气。女性领导干部可以选择每天进行瑜伽锻炼，既时尚又健身。

除上述介绍的几种技术之外，如果焦虑或者恐慌对工作、社交和休息产生了相当大的影响，这时候使用药物可能是一个明智的选择，但这必须在咨询医生的指导下进行，不能由个人做出判断。

三　领导干部抑郁症状与自我调节

（一）抑郁情绪和抑郁症

抑郁情绪在我们每个人一生中几乎都会碰到。在遇到失恋、离婚、失业、破产等挫折打击时，很多人都会出现不开心、郁闷、压抑、疲惫、自我怀疑的体验。抑郁症是一种精神障碍，患者情绪低落的程度严重得多，会认为自己一无是处，完全没有价值，甚至感到绝望，常想到自杀或者采取自杀行为。

有些抑郁情绪就如同夏天的雨，来得快去得也快。有些抑郁情绪像秋雨，会持续数天甚至一周以上，但这时我们能够坚持工作，几乎像以前一样生活。而抑郁症则如同连绵不断的大暴雨，下得天昏地暗，一切正常生活都被打断。

（二）快速走出抑郁症的方法

如果可以选择，这个世界上恐怕没有人会选择生病。虽然在患抑郁症后会情绪低落、没兴趣做事情、注意力不集中、记忆力下降、整个思考能力下降等，但我们还是可以做一些选择，以使自己更快地从抑郁中走出来。

1. 药物治疗

即到正规医院接受正规治疗，特别是药物治疗。目前认为，情绪、记忆等心理现象都有生物学基础，就如同高血压可以使用降压药物来治疗一样，药物治疗可以比较迅速、显著地减少和消除抑郁情绪，改善睡眠，增加活力。在所有治疗和调整抑郁情绪的手段中，药物治疗的效果最显著。

2. 心理治疗

无论是认知心理治疗、人际关系治疗还是行为治疗，都对抑郁症有效。应该注意的是，心理治疗作为一种特定的人际关系，需要治疗师和患者建立良好的治疗联盟，需要双方都相信和接受一套治疗方法，才可能获得比较好的效果。

3. 社会支持

即寻求正确的社会支持。亲人和朋友都可以提供有力的社会支持，社会隔离会加重抑郁表现。与朋友分享和交流情绪及压力事件可以使双方感觉更亲密，但如果反复谈论和关注负性事件则会加重抑郁情绪。

此外，身体运动无论是从短期效果还是长期效果来看，都能有力改善抑郁情绪。这种作用对各种年龄段人群、对男性和女性都有效，对老年人的效果更明显。

（三）抑郁情绪的自我调整

那么，除了接受专业人员的帮助，有没有自我指导、自我调整、自我实践的方法呢？下面我们就来看看如何使用思考的方法、行动的方法、人际关系调整的方法来调整抑郁情绪。

1. 思考的方法

有没有烦心的事掠过你的心头，让你无法平静下来？你是那种贬低自己的人吗？你总是想着生活中不愉快的事吗？你悲观吗？如果这些问题中的一个是肯定的，那么思考的方法就是适合你的。

如上所述，对人和事的不同认知会导致不同的情绪。举个例子，你接到上级的电话让你到他办公室去，你可能有几种反应。一种情况是你开始想："糟糕，肯定要挨领导批评了，这回完蛋了。"此时你肯定会紧张，如果走到领导办公室门口还这么想，你就会惊恐了。另一种情况是你也可能会想："他可能有什么事情让我做，或让我做些调整，只要我认真去做，问题肯定会解决的。"如果你以这样的想法去见领导，心情肯定就会好多了。

在我们每天的生活中，只要头脑清醒，并处在相对空闲的时候，自动思维就发生了。自动思维就是"思维流"，像水流一样浮现在我们的脑海里，情感的波动往往表明自动思维的显现。如果你感觉很好，不一定需要停留下来反思自动思维；如果你感觉不安、悲伤、紧张，就应该停下来问问自己：现在到底是在想什么才让自己如此沮丧？刚刚自己跟自己都说了什么，情绪就不好了？

我们都有一些思维误区，而在抑郁的时候会更明显。常见的思维误区包括忽略事实、草率得出结论、双重标准、乱贴标签。一个人在抑郁的时候可能会觉得别人取得成功是聪明努力的结果，而自己以前取得成绩仅仅是运气好而已。还有的人会在失败的时候对自己说："我天生就是个失败者，我什么都做不好。"此时可以采用这些方法来挑战负面的想法：考虑各种可能性，问问自己是否还有别的想法。像过去那样思考，回忆自己以前很愉快、很得意的时候的想法。核实事实，想想以前在哪些方面做得很成功。

2. 行动的方法

如果抑郁让你无所作为，给日常活动安排一个时间表可能会有所帮助。这里提供的很多建议都是常识性的，包括克服惰性、有效工作、解决问题的一些简单办法。行动的方法说起来容易，做起来难，因此需要自己做个记录，写出下列问题的答案。关键在于行动。

（1）过去你是如何完成艰巨或者不愉快的任务？

（2）为了克服抑郁，你现在采取了什么措施？

（3）你会给别人提什么样的建议来帮助他们增强动力、解决问题？

（4）你过去喜欢做什么样的事情？

（5）你在哪些方面能找回生活的乐趣？

最简单的行动是每天起床、整理床铺、吃早餐、换衣服、拖地、散步、找个人谈话等。有人会想"等我心情好起来再做这些"，但这个等待有些时候会比较长，因此不如早点儿采取行动，起来工作。在这个过程中，如果感觉自己动力不够，就告诉自己"干吧"，动起来，不管干什么。不要反复思量，不要和自己讨价还价，不要指责自己。即使不愿意，也要动起来。在做的过程中，你可以抱怨，可以自怨自艾，但是要坚持做下去。

3. 人际关系调整的方法

良好的人际关系能够在你虚弱、压力大、无法正常工作时填补生活空白，生活中重要的人能够给你鼓励、保证、快乐和希望。

确认积极的人际关系很重要。可以拿出笔记本，写下你对下列问题的回答。首先，谁是你生活中积极的人物？当然积极的人物未必在所有时间都是积极的，但是当他们积极的时候，就会让你感觉到和他们的关系非常融洽。其次，评价这些关系的强度。最后，考虑这些人将如何帮你解决问题。如果和这些人没有人际关系的障碍，你可能会想着做几件事来让这些关系更紧密，因为所有的关系都需要关心和呵护。

利用人际关系的方法可以解决的另一个问题就是找出引起麻烦紧张的关系。你要知道这些人是谁以及为什么出了问题，找到导致关系紧张的原因是什么，评估是否值得采取行动改善关系。

第三节　领导干部积极情绪的培养

一　努力培养自己的积极情绪

（一）以乐观积极的心态面对现实

无论在什么时候，无论在做什么事情，保持一个乐观的心态很重要，作为领导者，只有摆正自己的心态，才能调整好整个团队的心态，使得整个团队保持一种乐观、昂扬的积极情绪。面对工作中的种种繁杂事情，忙碌、劳累、倍感压力在所难免，但即使如此也不会觉得生活灰暗，应该有一颗太阳般"乐观开朗"的心。

一个具有乐观心态的领导，必定会心平气和地应对各种情况，就算没有一个高瞻远瞩的远期目标。也必定会为组织确定一个切实可行的短期目标。中国卓越领导人之一的邓小平，他的一生经历了浮浮沉沉，但他却永远保持乐观。在他 80 岁高龄，联邦德国总理科尔问他"长寿秘诀"的时候，邓小平笑呵呵地回答说："天塌下来我也不怕，有大个顶着。"这就是伟人最光辉的一种心态。

一个乐观的领导者对任何事情都不会有过高的奢望，也不会过低地要求自己。其实，乐观地对待自己的工作，是领导者保持工作顺利的必备条件，期望过高或总是感受到不如意，工作反而不顺利，进而产生悲观失望之感，处于一种恶性循环的情绪与行为之中。

人与人之间的交往是平等的，乐观的人总是给别人欢乐，从而赢得别人欢乐的回赠，所以乐观的人一直快乐；而悲观的人总是给人烦躁，那么别人也会给他烦躁，所以悲观的人总是烦躁。尤其当人们相聚在一起的时候，一个人的乐观心态、快乐心情、微笑的表情、诙谐的语言像春风般温暖着每个人的心，引发大家欢笑，驱除大家心中的烦恼。当人们从你这里得到这些美好的心灵享受之后，对你产生一种感激敬佩之情。他们赞赏的目光会让你的人际关系在无形中得到改善，他们会觉得你有一种"精神引力"，愿意与你交往。这样，你会加倍地得到别人带给你的欢乐。

（二）用乐观在荆棘中开辟新路

成功者不一定具有超常的智能，也大都没有特殊的机遇和优越的条件，更不是一帆风顺，没有经历过挫折、艰险与失败。相反，成功者大都是历经坎坷、命运多舛，在不幸的境遇中奋起前行的人。他们最可贵的信念和本领是永远保持乐观、向上的成功心态，变压力为动力，从荆棘中开辟新路。

勇历艰险，不怕挫折，这是一切具有积极心态、有志于成功者的必修课。上好这一课只懂得道理是很不够的，还要具有一种意识。当我们面临荆棘丛生，就要立刻想到这是摘取成功之花的必由之路。相信自己成功，鼓励自己成功，内在的振奋力量充分地显现出来，做什么事都感到力量倍增，轻而易举，甚至在无比艰难的情况下，也可以创造奇迹。

（三）强化正性情绪

焦虑的人在感受情绪时较多地沉浸在负性情绪之中，习惯于过多地表现和宣泄这些负性情绪，这会增强对负性情绪的感受。较少表现和发现正性情绪，会减弱对正性情绪的感受。这种不良的情绪调节习惯可能导致更多的负性情绪，更少的正性情绪。

所以对于偶尔焦虑的领导干部，可以通过宣泄的方式进行调节；对于容易焦虑和抑郁的领导干部而言，需要改变自己原有的情绪调节方式，减少对负性情绪的过度关注，加强对正性情绪的重视，从而增强正性情绪，减少抑郁情绪。比如一个人最近有一点高兴，但更多的是沮丧，那我们可以建议他坚持每天对着镜子说几分钟自己很快乐，对正性情绪不断进行强化，天天如此。几天后他会真的变得快乐起来，因为在这段时间里他更多感受到的是正性情绪。在遇到压力和挫折时不是把所有的精力都放在忧虑、困难上，而是想想以前应对类似情境的有效经验，调动自己目前拥有的资源，变压力为动力，快速解决问题，尽快恢复往日的快乐。如果老是盯着抑郁、沮丧，对负性情绪实行增强型调节，就会加重抑郁、焦虑等负性情绪。

（四）增强自信和提升自我价值感

缺乏自信是焦虑和抑郁情绪相同的核心，具有焦虑倾向的人怀疑自己完成和应付事物的能力，夸大失败的可能性，从而忧虑、紧张和恐惧；具有自卑、依赖性强、胆小怕事、悲观特质的人容易产生抑郁倾向，倾向于低估自己对消极事件的控制能力。所以增强自信和安全感，提升自我价值感，是改善情绪并培养积极情绪的重要举措。焦虑的人和抑郁的人都缺乏安全感，焦虑的人为了获得安全感，需要绝对的控制，他们不愿意接受不确定性，会在结局出现之前焦灼不安，两难选择对于这种人而言是一种极大的折磨。精神分析理论认为，抑郁的人缺乏基本的安全感，将挫折转化为针对自己的愤怒，因而颓丧、抑郁。抑郁的人非常自卑，总是把责任揽向自己，在发生不良事件时自怨自责，好像自己是整个事件的罪魁祸首。所以对于经常有抑郁和焦虑情绪的领导干部来说，增加自信、减少自卑是非常有效的。

增强自信的方式有很多，比较常见的是优劣对比法。在纸上尽可能多地写出自己的优点，然后用另外一张纸写出竞争对手的缺点，看看自己有但是对方没有的优点，以及对方有但自己没有的缺点，体会到原来自己还有这么多的优点，别人也有很多不如自己的地方。认识到每个人都有自己的优点和缺点，只不过每个人的擅长不同而已，这样就可以取得心理平衡，重拾自信。另一种方法就是给自己制定一个经过努力就可以实现的目标，去摘你跳一下就能够到的果子，而不是做费尽心机也摘不到葡萄的狐狸。这样每实现一次目标，就可以增加一次自信，每增加一次自信，焦虑和抑郁程度就会降低一点，恢复自信，也就能最终驱逐焦虑和抑郁。可见，提升自信和自我价值感，无论是对克服焦虑情绪还是抑郁情绪都是很有帮助的。

（五）建立支持系统

有研究发现，社会支持可缓冲心理压力，从而起到预防或减轻抑郁的作用。因为身份的缘故，很多时候领导干部在遇到情绪问题时，缺乏可以宣泄的对象，内心常常觉得孤立无援，所以建立一个稳定的支持系统对于保持良好的情绪状态非常重要。如融洽的家庭氛围、密切的朋友关系、同事的精神支持等，在遇到问题时有一个强大的心理支持，意识到自己不是孤军作战，尤其是要重视家人和朋友的支持，家永远是温暖的避风港湾，取得家人的理解和支持，使她/他们理解自己遇到的困难，相互关心，相互扶持，一起渡过难关。在低谷时得到理解而不是抱怨，对于保持良好的心态和情绪也有很好的作用。

如前所述，寻求专业帮助能够让抑郁症患者快速走出这种症状。在我国，由于心理健康知识的普及尚不全面，很多人一听说心理咨询，就与神经病、疯子联系在一起，产生排斥心理。一些人即使想做咨询也是躲躲闪闪，生怕被别人知道。领导干部面对情绪问题难以寻求专业帮助的主要顾虑包括：一方面，很多领导干部对心理咨询知识了解不多，对心理咨询师不熟悉，没有可以信任的心理医生；另一方面，一些领导干部怕被别人发现自己的"心理秘密"，影响自己的前途。

实际上，心理咨询的主要对象是不同年龄阶段、不同阶层的正常人。每个人在现实生活中会面对许多问题，如婚姻家庭问题、职场人际关系问题、情绪管理问题、社会适应问题等。如果难以自己解决，心理咨询师可以从科学的角度提供帮助。精神不正常的人（精神病人）其实不是心理咨询的对象。

近年来，政府越来越重视心理健康问题，大部分学校都设立了心理健康教育中心，在一些大型危机事件发生时也会尽快启动心理危机干预，如灾后危机干预等，也有一些部门专门为领导干部设立了心理咨询热线。心理健康调适越来越被大家所接受，逐渐成为一项常态化服务，在一些白领阶层中，很多人正在逐渐认可心理咨询对自己生活品质提高的意义，并把定期做咨询、把自己调整到最佳状态作为一种生活休闲方式。

所以，有人说定期或不定期进行心理咨询是一种健康行为，是一种时尚。领导干部和普通人一样，也会遇到种种自己难以解决的问题，如果感到心情郁闷、焦虑不安、兴趣下降等不适，在用自己的力量无法解决时，适当寻求专业帮助（如拨打心理热线）也是一种很好的自我保护方式，就像感冒了去看内科医生一样。综上所述，建立自我的支持系统十分必要。

二　辨证行为疗法中积极情绪培养练习

结合上文中积极情绪的培养方式，我们可以采用辨证行为疗法来进行积极情绪的培养练习。

（一）思想解脱练习

思想解脱是一个技能，当痛苦的思想反复萦绕，人很容易被它俘虏，就像鱼咬到鱼钩上的鱼饵。相反，思想解脱能帮你留意观察你的思想而不深陷其中。思想解脱需要运用想象力，目的是把你的思想视觉化，无论是飘然入画，还是挥洒成章，既不被它纠缠，也不去分析它，让它不留下来伤害你。

【练习4-1】思想解脱

想象你坐在田野上，看着你的思想随着云朵飘走。

想象你坐在小溪边，看着你的思想随着落叶飘走。

想象你的思想写在沙滩上，然后被浪花冲刷干净。

想象你开着小车，你的思想落在沿途的广告牌上。

想象思想离开你的大脑，在烛火中被烧毁。

想象你坐在树边，看着你的思想飘到树叶上。

在进行如练习4-1所示的这项练习时，可以把你的想法和相关的情绪当成任何东西，但不要与它们争斗或自我批评而分心。让这些想法和情绪顺其自然，自由来去。

为了达到掌握情绪调节技能的目的，你可以使用一两个思想和情感解脱练习方法。你可以在开始练习时不带有任何先入为主的想法，只是观察任何思想和相关情绪的出现，然后任它们来来去去而不被它们所迷惑，不要分析它们或被它们所左右。随着不断地练习，这个技能将赋予你更大的自由，选择哪些思想你想关注、哪些思想你想抛弃，而不是眉毛胡子一把抓。

（二）使用应对思想

应对思想，旨在当你处于痛苦的情形时安抚你的情绪。它们是一些提醒你自己的实力、过去的成功和一些通常保有的真相的陈述。假如你丢失了一块名贵的手表，如果认为"我很粗心"，你会感到沮丧。但如果你运用了应对思想"错误总是难免，人无完人"，就觉得轻松多了。

如表4-1所示，在下面的应对思想列表中，你会发现很多的应对思想可以在你处于一个令人痛苦的局面时用来提醒自己的实力和过去的成功。

表 4 - 1　应对思想列表

序号	应对思想
1	错误总是难免，人无完人
2	这种困境不会永远持续下去的
3	我已经经历了许多其他的痛苦，并且经受住了考验
4	这次我也能挺过去
5	我的心情像浪潮一样来得快去得也快
6	虽然我的感受让我不太舒服，但还能接受
7	我有些焦虑，不过仍能处理这种状况
8	我有足够的能力处理发生在我身上的事情
9	这是一个机会，可以让我学习如何应付我的恐惧
10	我还能驾驭，它不会让我乱了方寸
11	我可以使用我现在所有可用的时间让这件事过去并放松自己
12	我以前能撑过类似的情形，这次也行
13	我的焦虑/恐惧/悲哀不会要了我的命，它只是让我现在感觉不太好而已
14	这些都只是我的感受，最终它们会自动消失
15	有时感到难过/焦虑/害怕没有什么错
16	我控制我的生活，而不是我的想法
17	如果我愿意，我能想到不同的念头
18	我已经脱离危险了
19	那又怎样？
20	这情况很讨厌，但只是暂时的
21	我很强大，我能处理这事
其他想法	

　　从上面列表中找一些你觉得强有力的、积极的、可能对你有所帮助的应对思想，或者自己创造一些。然后把它们写在一张卡片上放进你的钱包，或把它们写在粘贴纸上，粘在可以随时看见的地方，便于你面对困难的情形时提醒自己。你越频繁地看到这

些安抚和自我肯定的思想，它们就越快成为你思考过程中的有机部分。

（三）平衡想法和感受

正如你已经知道的，很多事情都能引发负性情绪。但如果只注意到所发生的事情的一部分，你仍然可能被你的情绪所压迫，这种思维类型被称为过滤。例如，一位干部工作一直认真、踏实、负责，常获得领导、同事的好评，可一次在迎接上级检查中疏忽了一个关键的细节，结果单位的工作受到了影响。他十分自责和沮丧，觉得自己太失败了，很压抑和痛苦。

同样，如果你过滤自己的经历，把注意力只集中在令人不快的方面，那么，你也就选择了一种受限制、毫无满足感的生活。就像你一直带着黑色的太阳镜生活，你就不可能看见世界的多姿多彩。

为了平衡你的想法和情绪，来看一看支持情绪刺激性事物的两面性的证据：支持自我批评的证据 VS 好事也会发生的证据；没人关心你的证据 VS 人们的确关心你的证据；你就没做对一件事的证据 VS 你曾经成功过的证据；目前的情形糟透了的证据 VS 还没有你想象的那么糟的证据；总的来说，坏的证据 VS 好的证据。

这类似一张"全景图"，如果你以前一直都把注意力集中在生活中的负面证据上，就可能很难"看"到全景。只有收集全了这些常常被有负性情绪的人所忽略的证据，补充了"全景网"的剩余部分，你才会改变对负性情绪的感受，才可以对你的经历进行更少的过滤而且更少地被你的情绪所压迫。

每当你发现自己处于一种被情绪所压迫的情形时，问问自己如练习 4 - 2 所示的这些问题。

【练习 4 - 2】 自我提问

（1）发生了什么事？

（2）你对此有什么想法和感受？

（3）有什么证据支持你的想法和感受？

（4）什么证据与你的想法和感受相矛盾？

（5）有什么更准确和更公平的方式去思考和感受这种情况？

（6）怎么才能以一种健康的方式来应对这种情况？

第一，当你开始觉得被一种情况所压迫时，首先问问自己，发生了什么事。这是最好的起点，认清究竟是什么使你感到不高兴。上述例子中的干部可能会意识到，是因为他的工作疏忽。第二，确定你的想法与感受。请记住，你的想法极大地影响你的感受。但如果你的想法被过滤而你不能看见全景图，那么想法更有可能造成压迫性、令人沮丧的情绪。在上述例子中，这位干部认为"我是一个失败者"，从而觉得不堪重负、沮丧和愤怒。第三，问问自己，有什么证据支持你对这种情况的想法和感觉。如果你过滤了你的经历，那么你看到的只是消极的、令人沮丧的事实。人们总是容易找到很多使人感到痛苦和压抑的理由。上述这位干部一直以来努力工作，但在这次上级检查中却疏忽了关键的部分，是他历年来做得最差的一次。第四，你必须看到所有的事实，并指出与你的想法和感受相矛盾的证据。前面的例子中，事实是这位干部一直工作认真踏实，常得到领导和同事的好评。想想这些信息是如何与他的想法（"我是个失败者"）和感受（压抑、失望）相矛盾。显然，他滤掉了他的全景图中非常重要的部分。

对自己公平、友好一点。对你的任何想法总有支持和反对的证据，而且就算是只有些许矛盾的证据，也请添加到你的全景图中去。

问问自己是否有一个更准确和更公平的方式去思考和感受当时的情况。在这个步骤中，将新的证据添加到你的全景图中，并尝试创建一个更准确和更公平的方式去思考和感受。在现实中，这可能不会马上改变你的感受，但是它会帮你注意到以后可以如何来感受这种情况。

（四）愉快情绪体验练习

很多经历过消极性情绪的人对自己愉快的情绪大打折扣，将愉快的情绪过滤出来，或一开始就没有给自己经历这些愉快情绪的机会。他们只关注自己的痛苦情绪，如愤怒、恐惧、悲伤，而很少注意到愉快的情绪，如快乐、惊喜和爱。所以，留意自己的愉快情绪是非常重要的。随着你继续使用辩证行为疗法来改善你的生活，你会希望找到更多的方式来体验愉快的情绪，尤其是当生活中已经缺少愉快的情绪时。这并不是意味着你再也不会经历痛苦的感觉，这是不可能的。生活中每时每刻我们都可能经历痛苦的情绪，但你的生活不一定由它们主宰。

一个非常可靠的将注意力集中在愉快情绪上的方法，就是要自己为自己创造愉快的经历。要为自己建立一个更为平衡、健康的生活，需要每天花一些时间为自己创造一个愉快的经历，并记录下这个经历为你带来了怎样的感受和想法。

如果你需要帮助来想出愉快的经历，参考下面的"开心活动总汇"，如表4-2所示，在你愿意尝试的项目后面打钩，补充你能想到的其他活动然后使用下面的"开心活动记录"，记下你做了些什么，有什么感受，以及对此有什么想法。请记住，每天尝试为自己做一些愉快的事情。

表 4 - 2　开心活动汇总

序号	尝试内容	尝试意向（是/否）	序号	尝试内容	尝试意向（是/否）
1	和朋友在电话里聊天		24	做做瑜伽，打打太极	
2	外出拜访朋友		25	去书店看书	
3	在家里招待朋友		26	练练肌肉	
4	给朋友发短信		27	到公园或其他安静的地方散散步	
5	组织一个派对		28	去户外看看云	
6	锻炼		29	慢跑	
7	举重		30	游泳	
8	做点刺激的事，如攀岩、滑雪、骑摩托、漂流		31	做做美容	
9	去附近的球场加入别人的球赛或观看比赛		32	去图书馆	
10	如果周围没人，就一个人玩		33	去你最喜欢的咖啡厅喝咖啡或茶	
11	听点欢快的音乐（在心情不好时听）		34	唱歌或学唱	
12	在你的房间里随着强劲的音乐起舞		35	参观博物馆	
13	回忆你最爱的电影、话剧的台词或歌词		36	去购物中心或公园观察别人，琢磨他们在想些什么	
14	到影院随便看部电影		37		
15	用你的摄像机拍一部电影或录像		38	徒步旅行	玩玩电脑游戏

续表

序号	尝试内容	尝试意向 （是/否）	序号	尝试内容	尝试意向 （是/否）
16	走出家门，哪怕只是在外面坐一会儿		39	给你很久没联系的亲人打个电话	
17	开车兜风或坐公车到处逛		40	学习一门外语	
18	去一个没去过的地方旅游		41	玩乐器或学习怎么玩	
19	睡觉或打盹		42	写一首歌	
20	吃巧克力（它对你有用）或别的喜爱的食品		43	做做按摩，能舒缓你的情绪	
21	吃你最爱的冰激凌		44	外出看看鸟或其他动物	
22	找点有趣的事做，比如看看漫画		45	看喜剧片（在情绪压抑时看）	
23	看一场体育比赛		46	看电视，听广播	
其他想法					

领导干部的人际关系
与心理健康

05

　　一个人的心态往往决定其干事与处事的状态，领导干部尤其如此。现实反复证明，手中握有各种各样权力的领导干部，心态不好必出问题。因此，领导干部要时刻保持健康阳光的心态，努力成为一名幸福的领导者。心理健康的领导者一定是拥有健康的身心、成功的事业、美满的家庭、充实的生活、良好的人脉等等。一个心理健康的领导者必定是即使遇到痛苦情绪也能从中快速恢复过来。本章以领导干部的人际关系与心理健康为主题，帮助领导者优化心理免疫系统，使其在面对困难和挫折时更有抵抗力，走在健康幸福的人生旅途上。本章主要分为人际关系与心理健康、领导干部的社会角色与人际关系的特殊性以及领导干部良好的人际关系的构建三部分，主要内容包括人际关系与人际交往的概念、影响领导干部人际关系的因素、领导干部构建良好的人际关系的基本原则等方面。

第一节　人际关系与心理健康

一　人际关系与人际交往的概念

（一）人际关系

人际关系是人与人之间通过交往和相互作用而形成的直接的心理关系，也可称为心理上的距离，它包括认知、情感和行为三方面的心理成分。其中，情感成分是最主要的成分，制约着人际关系的亲疏、深浅及稳定程度。可见，人际关系就是人与人之间情感上的关系. 它表现为双方产生好感或憎恶，对别人行为容易接受或排斥，与他人积极交往或封闭自己，与他人心理相容或不相容等。

（二）人际交往

人际交往是人类最基本的活动，也是人类必然出现的社会活动，它是由人对生存、安全、归属的需要所决定的，具体指人与人之间通过一定的方式进行接触，在心理和行为上产生相互影响的过程。

我们每个人都是社会中的一员，因此在日常生活中，没有谁能够离开人际交往。据统计，普通人每天除了 8 小时左右的睡眠，16 个小时中约 70%（10 ~ 11 小时）的时间都用于与人相互交往、传递信息等。从这个意义上说，学会人际交往，也就意味着学会了生活。

二 人际关系的理论

(一) 国外关于人际关系的理论

1. 人际需要理论

人际需要理论是由社会心理学家舒茨（Alfred Schutz, 1899 ~ 1959）于 1958 年提出的。该理论认为，每一个个体在人际互动过程中，都有一种基本的需要，即包容需要、支配需要和情感需要。此外，舒茨还进一步将人的三种人际需要的行为表现分为两种类型——主动型和被动型，前者是积极的表现者，后者为被动地期望别人的行动。

2. 社会交换理论

社会交换理论由霍曼斯提出。该理论从经济学的观点出发，认为人的一切活动都可以归结于交换，人们在社会交往中所结成的社会关系也是一种交换关系。人与人的交往中，如果双方都感觉利大于弊，得大于失，收获大于代价，互动就会维持下去；但如果其中一方无法获得满足，觉得代价大于收获，则人际吸引会减少，关系逐渐淡化甚至终止。现在有些领导干部功利心比较重，在人际交往中只考虑自己的需求，导致对方需求无法满足而不愿意继续交往下去；而另一些领导干部则过分地委曲求全，导致后来自己心理不平衡，也很不利于人际关系的发展。因此，领导干部在人际交往过程中一方面要照顾自己的个人需求，同时要善于觉察并满足对方的需求，这样才有利于人际关系的保持。

(二) 我国社会人际关系的理论模型

黄国光（2008）在《社会心理学》一书中，将中国人人际交往的类型分为以下几种。

1. 工具型关系

这一关系所涉及对象与个体相对疏远，主要包括个体为获得物质上的利益而与他人建立的某种社会联系，如与生意上的客户、合作者等之间的商业关系。其主要目标是满足个体在物质方面的要求，这是一种短暂而又不稳定的关系，这一关系在现代社会化大生产的背景下得到了极大的发展。这一关系下人们所遵循的伦理关系原则是"一视同仁，童叟无欺"。

2. 情感型关系

所涉及对象包括家人、密友等最亲近、最密切的一类交际群体，这一关系主要用来满足个体安全感、归属感、关心与爱等情感方面的需求，它是其他社会关系的基础，也是相对来说最为稳定的关系。若这一关系没能很好地建立，将很容易导致个体身份角色的迷失。在这一关系下人们所遵循的伦理关系原则是"各尽所能，各取所需"。

3. 混合型关系

这一关系是最能体现中国人特色的一种关系，中国人的人际关系网络远远复杂于欧美国家，主要体现在这一关系上的差异。其主要涉及对象包括亲戚、邻居、同学、朋友等，个体从这一关系中既能获得情感上的满足，也能获得物质上的支持，这一关系可以理解为我们所谓的"人情"。混合型关系的交易原则是"礼尚往来，以和为贵"。

（三）人际关系的心理效应

人们对客观世界的认识难免会加入一些主观成分，这在人际交往中表现为人际知觉中的偏见、错误,将直接影响到人际交往能否顺利地进行以及进行的程度。常见的人际知觉错误有以下几种。

1. 首因效应与近因效应

在人际交往中,首因效应指的是最初接触到的信息所形成的印象对我们以后的行为活动和评价的影响,实际上指的就是"第一印象"的影响。这种先入为主的现象,在生活中很常见。当我们最初产生对某人或好或坏的印象之后,以后要想扭转这种印象就需要很长的时间或付出很大的努力。首因效应在与陌生人的交往中起的作用很大。

近因效应是指最近获得的信息比以前获得的关于某人的信息更能影响到对此人的认识。比如,你的一个下属,你一直觉得他的工作能力很强,但可能因为最近做错了一件事情,你就会对他的认识彻底改变。近因效应在与熟人的交往中作用更加明显。

2. 光环效应

通俗地讲,光环效应就是由于"爱屋及乌"而出现的错误。当我们对别人作评价时,常常喜欢通过局部的印象推广扩大到整体的印象,从而很容易导致偏差。如领导干部认为其某个下属在工作某方面表现较好,就认为在别的方面都会好,因此可能会安排一些他本身不适合做的事情,结果可想而知;而看到某人有某个缺点,就认为他什么都不好。需要注意的是,外表常常会引起光环效应,如对一个长相"憨厚"的人,我们常常会推论其具有正直、做事踏实、认真等特点,而事实却未必如此。

3. 投射效应

投射效应,简单说就是自己怎么想的就以为别人也是怎么想的。这种简单的思维方式,很容易导致理解的偏差,从而影响到与人交往的效果。比如，一个心地很好的人可能会认为别人也是很好的，毫无防备之心，结果可能会不断地受到伤害；而一个自私、敌意很强的人，可能就会认为别人也都是如此，"以小人之心度君子之腹"，其结果可能会伤害到那些本是友好的朋友，从而加剧人际关系的恶化。

4. 刻板效应

刻板效应也是犯了先入为主的认知错误，它是指在与人交往时，很多人往往机械地把交往对象划入某一类群体中，将该群体的特点与评价强加给他人，而不管此人是否真正具备该群体的特征。比如，有的领导坚持认为女性工作能力不如男性，这就可能在安排工作时有意避开女性下属，造成女性人才的埋没。再比如很多人认为"无奸不商"，就可能把很多正直的生意人也纳入"奸商"的行列。刻板印象的副作用很大，小到性别偏见，大到种族偏见、国家偏见，可以说都是刻板印象直接导致的结果，这种偏差很容易导致不良人际关系的发生。

上面简单介绍了人际关系中常见的几种认知偏差，要想避免这种偏差的发生，除了要不断增加自己的经历、阅历，更为重要的是不要轻易对某人下结论，要坚持长期考察和全面考察的原则，防止犯下以偏概全的错误。所谓"路遥知马力，日久见人心"，很多东西都是有待时间来检验的。

第二节　领导干部的社会角色与人际关系的特殊性

一　领导干部人际关系的特殊性

领导干部的工作与普通人不一样。从某种意义上说，领导者是做人的工作的，因此，领导的关键就在于协调。协调无方，不能被称为合格的领导者。事实上，对于每一位领导者而言，他的周围都有一个工作关系环境，包括与上级、下级、同级之间的关系。同时不管他是哪一个层次的领导者，都同时扮演着上级、下级、同级的多种角色。作为一个组织中的个人，处处需要沟通协调，对上要汇报，对下要交流，对左右要互动，对群众要沟通。此外，领导干部周围还有一个生活关系环境，要处理好与家庭成员、亲朋好友之间的关系。

因此，与其他社会成员相比，领导干部的人际关系具有自己的独特之处，表现在以下三个方面。

（一）复杂性

领导干部在职位之外，也与普通人一样，在不同领域承担不同的角色，因此其存在的人际关系也是多种多样的。这些不同性质的关系常常交织在一起，使得领导干部人际关系呈现出纷繁复杂的特性，这无疑对人际关系的处理与建设带来一定的难度，例如经常出现的忠孝难以两全、情法相互冲突的情形。再如，领导干部夫人干预政务，就是因为领导干部没有处理好婚姻关系，从而影响到自己在职场上的人际关系。

（二）权力性

领导干部是各部门、各行业"印把子"的掌管者，管理着国家经济、社会等各项行政事务。上到总理，下到县乡长，尽管所处的职位各不相同，但都拥有一定的权力。权力是社会体制中职位的标志，而不是某个人的标志。当人们在社会机构中占据权势地位和支配地位时，他们就有了权力。一旦他们占据这种地位，不管他们有所作为还是无所作为，都会使人感到权力的存在。这种带有权力交往内容的人际互动关系，体现着领导干部之间那种特定的支配与被支配、管理与被管理、领导与被领导的纵向社会关系，以及分工与合作的横向平行关系。

（三）顾忌性

领导干部在人际交往中，有时不能像普通人那样有话直说，就像有人总结的：好话不能说，会让人觉得你在溜须拍马；坏话不能说，"来说是非者，必是是非人"。这个总结尽管有失偏颇，但也道出了领导干部在人际交往中的苦衷。

二　领导干部要面对的人际关系

马克思说："人是各种社会关系的总和。"人是社会性动物，所以，我们每一个人首先应该学会处理人际关系，领导干部自然也不能例外。处理好人际关系，是领导干部工作能力和管理能力的综合体现。

领导干部的人际关系比一般的人际关系更为复杂，涉及面更广。领导干部以自身为核心，同各个方面发生人际关系，从而形成了一个圆形的人际关系轮。每个领导干部不仅要处理与上下级、同级以及群众的关系，而且，领导干部的权力和地位对家庭及其成员也会产生一定的影响，从而形成领导者与家庭成员的关系。同时，这些关系层次内部还可分出不同的人际关系。比如，在领导者与家庭的关系中，又可分为领导者与父母的关系、与配偶的关系、与子女的关系等。总之，在现实生活中，每个领导都得时时、处处、事事面临着多层次、多方位、多类型的人际关系，无论是哪一方面的人际关系没有协调好，都会影响其工作的顺利开展、业绩的取得，对其身心健康也会有不利影响。

（一）领导干部的组织内关系

领导之所以成为领导，是相对于一定的组织范畴来说的。因此，在这一组织内的人际关系是领导干部所有人际关系中最为重要的方面。组织内的人际关系大致又分为以下三类：与上级的关系、与同级的关系、与下级的关系。

1. 与上级的关系

在领导干部的人际交往中与上级领导的关系可谓重中之重。领导者起着承上启下的中间作用，协调好同自己上级的关系不仅关系到个人前途问题，更关系到自己所在部门的工作效率，乃至一方百姓的利益。缺乏上级领导的鼓励、支持与配合，个体就会失去重要的成长力量，不仅会影响到自身的工作状态，更有可能由于压力太大而出现心理问题。

在日常生活中，我们经常可以看到这样一些领导者：他们的个人工作能力很强，在下属中也具有很高的威信，但就是和自己上级领导的关系搞得不好。这中间除了其上级领导的问题，如果要从自身寻找原因，缺乏与上级正确的交往方式可能也是一个重要的原因。

2. 与同级的关系

同级关系，指组织内同级别领导者之间或者平行部门领导者之间的横向关系。在实际工作中，我们既有上级下级的关系，也有左右同级的关系，上下级关系要处理好，左右同级之间的关系同样不能忽视。

同级之间尽管职责、分工各不相同，但作为同一组织整体不可分割的部分，必然会存在千丝万缕的关系，双方之间工作上的相互影响、相互制约、相互支持与配合的关系显而易见。这种关系的调整有赖于领导者横向拓展的交际艺术。处理好这种关系，就能创造出一种有利的工作环境，从而获得同级的帮助与支持，进而提高自身的工作效率，促进组织的整体发展。相反，同级关系处理不好，就会缺少同级的支持与配合，正所谓孤掌难鸣，其结果就是工作很难开展，不仅影响到自身所在部门的进步，更会阻碍整个组织的发展。

下面简单介绍一下在与同级的工作交往中容易出现的几种不良交往类型。

（1）评头论足型

这种类型的人喜欢议论同级的工作，即使和自己毫不相关，也要说出个子丑寅卯来。他们喜欢挑三拣四、评头论足，大多数是在私底下或在本部门内部议论，但也有在公共场所议论的。尽管有时候评论也是在理的，但采取的方式却是不可取的，容易让人产生厌烦心理，容易激化部门之间的矛盾，最终转化为部门之间的互相攻击，组织内部出现了一批批的评论家，而少了实干家，实则对组织的发展危害很大。

（2）越俎代庖型

在组织中每一个领导者都有其明确的分工和职责范围，领导者各司其职、各行其权是保证组织工作协调有序开展的前提。作为同级，甚至是上级，都不应该插手别的领导者职责范围内的事务，因为这样会让其产生一种不被尊重的感觉，甚至有一种权力被剥夺了的感觉。出现这种情况的结果往往是对方自尊心受到伤害，产生怨恨心理。因此要尽量避免这种越俎代庖的情况发生。当然，不乱插手别人的事务，不等于对其不管、不问、不帮助，当有需要时，同级之间还是应该积极伸出援助之手，只是应该把握分寸和尺度，注意方法。

（3）孤家寡人型

这种类型和"越俎代庖型"在人际关系问题上处于两个极端，一个是"不作为"，另一个是"作为太多"。这种人往往对自己的能力比较有信心，认为有什么事完全可以靠自己搞定，不需要别人的帮助，同时也避免和人"拉帮结派"的嫌疑，因此和同级之间很少进行交流和沟通，甚至"老死不相往来"。这种对同级缺乏真诚和尊重的行为，往往容易被认为是清高和自傲的表现。古人云：敬人者，人恒敬之。只有真诚地与人相处，尊重同级，才能获得对方的认可和尊重。现代公共事务异常复杂，缺乏同级工作上的支持与配合，试图单独依靠某一个人或某一个部门的力量就顺利完成工作，无疑是异常艰难的。

综上所述，只有处理好与同级的关系，消除在同级中存在的隔阂和对立，以宽广的心态去容纳、接受别人，真诚沟通，积极合作，才能凝聚力量，奏响组织的和谐乐曲。

3. 与下级的关系

一个成功的领导者不仅需要获得上级的指导与认可，更需要下级的支持与配合。有些领导者善于处理同上级的关系，而对下级关系却不闻不问，认为作为下级只有服从的份儿，这些人往往会"后院起火"。失去了下级拥戴的领导者必会成为无源之水、无本之木，一事无成。

领导者作为权力的核心，必定要处理方方面面的事情，这种工作的复杂性决定了领导者不可能对每一件事都事必躬亲，具体的执行就是下级工作人员的事情。人都有缺点和不足，都会有惰性、会闹矛盾等，而如何用人所长，解决好下属面临的问题，调动大家的工作积极性，就是领导者的主要工作内容。由此可见，领导者处理与下级关系的活动占到了其日常工作的很大一部分，同时，协调下级关系能力的强弱将直接影响到组织的工作绩效。因此，作为领导者，必须学会处理好与下级的关系。

作为上级领导者，要想协调好与下级的关系，必须注意掌握好以下几个方面的交往方法和艺术。

（1）尊重下级

尊重下级包括尊重下级的人格和工作成果；采取公正、民主的姿态对待下级，一视同仁，做到"一碗水端平"；充分信任下属，做到用人不疑、疑人不用，讲究授权的原则和艺术；严于律己，宽以待人，不仅在工作中关心下属，更在生活中给予帮助和支持。作为领导者，要善于汲取下级的意见和建议，而这一切的前提是要学会尊重下级。高明的领导者都懂得尊重下级的重要性，只有做到礼贤下士，对下级平等对待，才能充分调动下属的工作积极性。

（2）亲疏有度

在上下级交往过程中，常常遇到的一个问题是：双方应保持怎样的距离呢？过近，容易使上级权威受到影响；过远，上级高高在上，又不利于组织内部的团结与和谐。因此，如何处理好这种距离关系，成了一门不容易把握的艺术。上级与下级之间，必须要保持一定的距离，以保证上级的权威性以及对下级的影响力，而具体尺度的把握，可参考以下建议。

首先，与亲近者保持距离。美国管理学家彼得·F.杜拉克（Peter F. Durak）在《有效的管理者》一书中指出："凡是能建立第一流经营体制的管理者，对他们最直接的同僚及下属，都不致太亲密。提拔人才应以有为者为先，而不能凭一己的喜恶。所以应着眼于所用之人能力大小，而不在于所用之人肯顺从己意。因此，为了确保能够选用适当的人选，他们与直接的僚属要保持适当的距离。"因此，在工作中，领导者与下属保持一定的交往距离，这无论是从工作还是从与下级关系考虑，都十分重要。

其次，与疏远者尽量靠近。这实际上是强调了可以从对人宽严的角度协调人际关系。这告诉我们，对于与上级较为疏远的人，作为上级不应该再人为地加深这种疏远的关系，而应该想方设法缩小这种疏远的关系，以增进了解、改进关系。如果采取冷漠、排斥的态度，则只会使得双方的关系更加紧张，这实际上对组织是没有好处的。

综上所述，可以说，如果上级是阳光，同级是春风，那么下级就是土壤，缺乏阳光的树苗不会长大，没有土壤的树苗也会枯萎，春风可以送来滋润成长的绵绵细雨，也同样能变成狂风骤雨，折断树枝。因此，领导者要在组织中健康、顺利地成长，就要处理好各层关系，这也是对领导干部最具挑战性的考验。

（二）社会关系

每一个领导者首先都是作为一个社会人存在的，其在人际网上的连接除了组织内的上级、同级、下级关系，还有很大一部分组织外的社会连接。作为一个社会人，领导者亦有朋友、同学、师长等社会关系，同时还有一类特殊的社会关系，即作为和领导者工作相关的合作者服务对象、公共权力外包出去的合作者、所辖区行业内的被管理对象等。

中国人习惯讲"关系"，遇到什么事情，第一感觉是要找"关系"。因此，作为领导者很容易被朋友等社会关系视为"关系"所在。近年来，很多领导干部出现的经济问题都与此相关。权物交易、权钱交易、权权交易、权色交易等正成为荼毒领导干部队伍的巨大毒瘤，它们不仅影响到领导干部个人的前途命运，更会造成国家和社会资产的大量流失，因此必须引起各级领导者的充分重视。面对社会关系，作为领导者必须做到公私分明，守住自己的底线。

（三）家庭关系

家庭关系是人一生中最重要的关系之一，从出生、成长、婚姻、疾病到死亡，我们无不处于紧密的家庭关系之中。一个人的人格、行为方式，最初也都是在家庭环境中形成的，可见家庭对我们产生的重大影响。

三　影响领导干部人际关系的因素

（一）外在因素

1. 相似性

通常，当我们遇见一个和自己观点、态度、价值观比较相似的人的时候，会有一种相见恨晚的感觉。美国社会心理学家费斯廷格（Festinger）认为，每个人都具有自我评价的倾向，而获得他人认同是支持自我评价最有力的依据，具有很大的强化作用，因而对于彼此相似的双方，容易产生较强的吸引力。

2. 接近性

中国有句古语叫作"远亲不如近邻"，可以说是对这一因素很好的解读。时间上的接近，如同龄、同时毕业、同时入职等；空间上的接近，如同乡、邻居、室友等，这种时空的接近很容易使双方在感情上互相接近、互相吸引。但我们也应该看到，时空的接近对密切的人际关系并不是绝对的，有时候离得太近，反而容易造成摩擦和冲突。

3. 外表

虽然我们的社会一直不提倡以貌取人，也可以看到很多长相平庸者成为人际关系高手、事业成功的典型，但不可否认的是，人都有爱美的本质，都有从外貌去评价人的倾向。因此，外表在人际交往中的作用不可小视。

4. 互补性

在团队工作协调以及婚姻家庭中，我们常常强调"性格互补"的重要性，其原因是当交往双方在性格或者需要等方面能形成互补关系时，双方较易形成强烈的吸引力，从而有利于团结，双方的配合效果也比较显著，这就是"相反相成"的道理。

（二）个体内在因素

所谓"外因通过内因起作用"，个体的内在因素会对人的行动产生直接的影响，一切外在的因素最终都要通过影响内因，从而影响到个体。影响人际交往的内在因素主要包括以下几方面。

1. 情感因素

人是情感动物，情感的好恶在一定程度上决定着人们的交往行为。相信很多人都有过"得意忘形""怒不可遏"等极端情绪出现的情况，这种情况若不能被很好地控制，势必会对周围的人际关系产生不良的影响。我们可以想象，一个动辄对同事发脾气的领导，是不可能获得很好的人际关系的。

2. 认知因素

影响人际交往的认知因素包括对自己的认知、对交往对象的认知以及对交往本身的认知，而对自己的认知是其中最重要的因素。对自己认知的关键是恰当的自我评价。过高的自我评价，就会使人骄傲自大，交往过程中常以盛气凌人或者不屑与人交往的姿态出现。例如，"孤家寡人型"交往方式就可能是这种情况导致的结果。而过低的自我评价，则容易使人出现自卑心理，会害怕与人交往，如出现与上级的"回避型"交往方式等。由此可以看出，不恰当的认知是导致我们日常交往障碍的常见因素。

3. 人格因素

人格因素是人际交往中的重要因素，我们在交往中要尽量避免如虚伪、自私、妒忌、猜疑等消极的人格特征，努力塑造积极的人格特征，如真诚、尊重、宽容、有同情心等，从而形成健全完善的人格，进而改善人际关系。

四 领导干部人际关系中易出现的心理问题

（一）交往中的怯懦心理

具有怯懦心理特征的人常常害怕面对冲突，害怕自己的行为可能导致别人不高兴，害怕拒绝别人，常以"老好人"的面目示人，他们为求得相安无事，习惯于忍气吞声、委曲求全。表面上看来他们似乎是控制自己情绪的高手，实际上，在他们迁就别人、退让的背后，往往会隐藏着深深的挫败感，心里会责怪自己没出息、太软弱等，导致自己的自信心以及自我认同感的降低，并对交往对象产生怨恨情绪。长此以往，若没有有效发泄和缓解的途径，压抑越深，越可能通过非常极端的形式表现出来。

（二）交往中的妒忌心理

妒忌存在于人类灵魂最阴暗的角落，是人类最不健康的负面情绪之一。妒忌是为了保证自己的优势地位或者因为他人比自己优越而向被妒忌对象发出的一种仇恨信号，同时也是缺乏自信、深感失落的表现。当看到、预感到别人的运气、能力、地位、财富以及未来的种种超过自己时，人的内心便可能体会到一种深深的刺痛感。这种刺痛会转化为一股怨气或仇恨的情感，并通过诋毁或者攻击他人而发泄出来，从而满足自己的自尊心，以维护自身心理的平衡。应该说轻微的妒忌心理并不是完全有害的，相反，它可以使人感受到一种压力，从而催人奋进，产生前进的动力；但是严重的妒忌心理会让人产生敌意、攻击对方，更严重者会导致恶劣的行为后果，不仅会影响到日常人际关系的和谐，甚至会触犯法律。除了在外显行为上导致的恶果，更加需要重视的是妒忌心对人类心灵造成的影响。这种心理压力，如长期的焦虑、紧张等，可能对人的心理产生持久的难以平复的伤害。

（三）交往中的自卑心理

自卑心理主要源于过低的自我评价。从表面上看，自卑人群的交往障碍是担心别人看不起自己，实际上则是自己看不起自己。

自卑的人往往在交往中缺乏自信心，做事小心谨慎、多疑孤僻、畏首畏尾，对人际交往过分敏感，不会积极主动地参与社交，只会消极被动地接受。他们的心理非常脆弱，并长期保持高度警觉的状态，所以极易受到伤害。

（四）交往中的猜忌心理

猜忌心理也是人们日常生活和工作中容易出现的一种不良心理状态，特别是在上级对待下级的情形下，它是由个人凭借自己的主观臆测而产生的不信任别人的一种复杂而不良的心理。猜忌心理重的人多具有敏感、多疑的人格特征，他们往往心胸狭窄、整天疑心重重，甚至无中生有。本着"防人之心不可无"的心态，他们抱着怀疑一切的态度与人交往，从而不可避免地陷入猜忌的心理障碍，将自己置于孤立的境地。

（五）社交恐惧症与领导干部的人际关系

社交恐惧症是一种非常严重的交往心理障碍，其患病率也较高。在一般人群中，有13.3%的人会在生活中体验到社交恐惧症。这种症状的主要特点是害怕处于人多的场合，害怕被人注视；当发现自己正在被关注，就会感觉到紧张、脸红等；害怕面对很多人说话、表演、进食，不敢抬头看别人，认为别人的目光都在关注自己，觉得无地自容。身体表面的典型反应是脸红、口干、手脚发抖、呼吸急促、心跳加快，甚至有窒息感，其恐惧对象可以是某个人或者某些人，也可以是任何社交场合。

造成社交恐惧症的原因大体有以下几点：其一是性格所致，这类人一般来讲性格比较内向、胆小、敏感、依赖性强等；其二是在交往中过多地在意自己的形象，过度追求完美，唯恐出错，因此造成心理负担过重；其三是曾经有过不好的经验，这是一种被强化的结果，因此再次遇到类似场合就想起以前不好的经历，造成了紧张不安的心理。社交恐惧症既影响工作和生活，又影响人际关系，无论是对个人身心健康还是对个人前途都会产生重大的危害。

我们知道，由于工作的需要，领导干部经常出席会议、演讲等公共活动，若过分担心自己的表现或者曾经在公共场所发生过真实的创伤性事件，都有可能导致领导干部出现社交恐惧的症状。

（六）交往中的自我中心主义

以自我为中心是一种严重影响人际交往的心理问题。这类人的特点是在与人交往中总是处处为自己着想，只关心自己的需要和利益，重视自己的感受，而对别人的需要和感受视而不见；固执己见，唯我独尊，在社交场合不能考虑别人的情绪，希望大家都能围着自己转，自己高兴就高谈阔论，自己不高兴就郁郁寡欢、乱发脾气。以自我为中心的人往往有很强的自尊心，别人眼中的一件小事，到他那里可能就变成了惊涛骇浪，引起其自尊心受挫。他们常常需要别人的关注，稍微被忽视，便认为周围人太自私，不关心自己，自己被世界抛弃或遗忘了；他们妒忌别人的成绩，而对别人的失败抱幸灾乐祸的态度。这种交往方式使得别人都对其敬而远之，自己处于可怜的自我孤立状态，长期下去，终将使得个体形成孤独、退缩等心理障碍。

第三节　领导干部良好的人际关系的构建

一　领导干部构建良好的人际关系的基本原则

（一）自我和谐

所谓自我和谐，是个人要善于在内心深处找到平衡点，善于使自己具有幸福感。领导干部怎样才能实现自我的心灵和谐呢？

1. 看淡名利，多干实事

事实上，领导干部少一点应酬、多读点好书，少一点浮躁、多干一些实事，凭自己的实力和工作实绩去抓机遇，结果可能会生活得更踏实一些，自身的幸福感也会更强一些。

2. 平衡得失，简单生活

得与失都是相对的，当官有权势、有地位，看似很风光，但同时也劳神费力，仅应酬一项就有可能使人失去健康，一不小心还有可能滑入犯罪的深渊。因此人一生最可贵的是有一颗平常心，它能伴我们一生走过寂寞，走过清苦，走过功利的围墙和诱惑的喧嚣，让你宠辱不惊，坐怀不乱，一生心态健康，心无旁骛。人生有时很简单，而恰恰是这种简单，也需要脚踏实地地去实践，甚至需要付出一生的努力才能实现。生活得真实平静简单，是一种挑战，也是一种幸福。领导干部无论面对什么样的环境，从事什么样的工作，无论心态怎样，任何时候、任何条件下都要坚守尊严，坚守承诺，坚守信念，坚守道义，坚守做人做事的基本原则。

（二）上下和谐

1. 读懂领导，取得信任

"弦外之音"现象在工作中很普遍，特别是在下级和领导交往的过程中，更要领会上级的"弦外之音"。听懂领导的"弦外之音"是职场功力的体现。一个称职的下级，要想读懂每一个领导，需了解他们的语言习惯、表达方式和爱好情趣，精准地掌握领导的心思。要在工作中如鱼得水，就必须读懂领导。懂领导不是浅层次地满足领导的权力欲望，懂领导是能够深层次地解构领导的成长逻辑，解构领导内心世界的真实需求，从而理解领导的人生观、世界观和价值观。只有懂得领导后，自己才能够明白其工作中的深意和用意，当领导知道下级能真正理解自己时，交往沟通就容易多了。

2. 实力说话，低调做人

能够解决实际问题的人，一定是领导最愿意用的人，实力不是天生就有的，而是在实践中一步步磨炼出来的。因此，领导干部必须要求下级有一个长远的职业规划，这个规划必须是可持续性的、操作性强的、目标明确的、能够不断成长的。只有修炼出真实本领，拿出真才实学，才能在工作中游刃有余，才能将自己的工作职责发挥到极致，才能更好地完成上级交给的任务。在现实情况中，有很多人对领导有很多抱怨和不满，甚至觉得自己运气不好，没有赶上知人善任的好领导。其实这种思维存在很大的问题，持有这种思维的人，只看到了外部原因，却没有想想自己是否存在一些不足，自己的实力是不是还不够强，能力是不是还不够大；自己的能力是不是还不足以将领导交给的任务和职责支撑起来。即便有不能改变的外部环境，我们还能改变自己，只有经过艰苦的修炼，提升自己的实力，在工作中拿出实力赢得领导的信任和重用，才是正确的途径。要想改变领导对你的绝对印象，必须要修炼能力、魅力和德行。要低调做人，要有稳重的姿态，要有谦逊的言辞。经验表明，恃才傲物的下级往往使领导感到厌恶，懂得以低调换关注、以请教的方式提出建议的下级更容易让领导接受。

3. 选择时机，注意方式

领导的心情很大程度上决定着交往沟通的效果。领导心情好的时候是进行沟通的好时机；反之，领导工作繁忙、焦头烂额时，最好另择时间。同时，与领导交流时，选择合理的表述方式也是很重要的。同样的一件事情，如果我们表述的方式不同，其结果可能会有很大的不同。智慧的表达方式会给领导留下深刻的好印象，而不恰当的方式可能会使领导产生厌烦的情绪，从而错过机会。

（三）左右和谐

1. 加强合作，互利共赢

各部门之间配合工作，难免会产生利益冲突。倘若过于在这方面纠缠，其结果只能是内耗，事倍功半。应该清楚地认识到，无论有什么样的分歧，目的是一致的，即把工作做好。如果各部门都能以此为出发点，进行沟通，总会找到双赢的解决方法。必须要找到同事的需求点和妥协点，因而沟通中的评估和把握就是见证智慧的关键。只有使对方成为赢家，自己才是赢家。

2. 尊重同事，平等相处

受尊重是人的一种心理需求。人人都有自尊心，都希望得到他人的尊重。俄国教育家别林斯基曾说过："自尊心是一个灵魂中的伟大杠杆。"当人的自尊心得到了满足时，他就会心情愉快地去做一切事情；反之，就会不情愿地做事情。每个人都想得到承认。被人尊重是一种权利，尊重他人是一种美德。因此，领导干部在与其他部门沟通的时候，不要过高看重自己部门的价值，而忽视了其他部门的价值。要公平地看待其他部门的工作价值，不能视其为配角。要理解其他部门的难处，一旦出现问题，要敢于与其共同承担责任。

3. 诚心助人，宽宏大量

无论是在工作中，还是在生活中，领导干部要想建立和谐的人际关系，就得拥有一个乐于助人的心，对别人给予热情的帮助，主动帮别人排忧解难。但是值得注意的是，有些领导干部，虽然给予了别人热情的帮助，但这种帮助确实附加着交换条件，也就是让他人也要给自己提供相应的方便。将对别人的帮助看成一种等价交换，这就失去了帮助别人的意义，改变了帮助别人的性质。在这种情况下对他人的帮助，对和谐关系的建立是没有益处的。领导干部还要努力使自己的胸怀更宽广一些，尽量多地将他人对自己的善意和好处铭记心间，而将他人对自己犯下的过失尽量选择遗忘，尽量不要记在心上。领导干部每天要接触形形色色的人，难免会与他人发生各种摩擦和磕碰，也难免与他人产生不同的意见，即使对给自己带来伤害的人，领导干部也应尽力在心胸上保持宽宏大量，保持豁达的心态。应尽力多发现他人的优点和长处，尽力对他人的缺点和短处选择忽视。因为每个人都是各有所长、各有所短的，世界上没有完美无瑕的人，领导干部应摆正心态，对犯过错误或者损害过自己利益的人，不应该有歧视和偏见，更不能用敌对的态度去利用手中的权力打击报复。

4. 一视同仁，笑口常开

领导干部无论是对自己的下属，还是对自己的上级，都应该抱着同等的态度去对待，不能因为面对的是上级就逢迎拍马，也不能因为面对的是下级就颐指气使。否则，不仅得不到别人的尊重，同时也不可能赢取别人的信赖，更不能与大家建立良好的、和谐的人际关系。此外，在与他人的交流和接触中，如果能够时刻面带微笑，一定会为自己的人格增添很多魅力。一个经常面带微笑的人，会给人如沐春风的暖意，使他人对自己的好感倍增，让彼此都能拥有一个好心情，能够进行愉快的交往和交谈。而恰恰有一部分领导干部，整天阴沉着脸，没有一丝笑容，这样会无形当中拒人于千里之外，失去很多交流和沟通的机会。

（四）家庭和谐

工作和家庭是人们生活中的两个最重要的领域。家庭因爱而和睦，社会因爱而和谐，人生因爱而和美。谦让是家庭和睦的调和剂，理解是家庭稳定的奠基石。尊老爱幼多点宽容，相安无事和为贵；夫贤妻慧少争输赢，知足常乐和谐为美。教育子女莫娇纵，体罚强制更不能；爱严有度是法宝，自然发展大气成。家庭平安，人寿年丰享盛世太平；社会和谐，风调雨顺盼民族复兴。领导干部所面对的问题更为复杂、任务更加繁重，要从容不迫地解决好各种纷繁复杂的实际问题，履行好工作职责，需要拥有比常人更加和谐的家庭生活作为后盾。所谓家庭和谐，就是与父母、妻子（丈夫）、儿女之间达到和谐。构建和谐家庭，领导干部必须深刻理解中国传统儒家思想的精髓，让"仁爱"思想入心入脑，内化为对家庭、对工作的品质和性格，只有有了这颗"爱人"之心，才能以"小爱"照顾好家庭、营造和谐家庭环境，以"大爱"投入事业、创造事业辉煌。

1. 加强沟通，夫妻和睦

夫妻关系是家庭生活中最重要的关系，夫妻之间情投意合，至爱笃深，家庭生活才会和睦、幸福。道德修养是一方面，同时还要讲究夫妻相处之道。交流永远是夫妻生活中不可忽视的一门功课。夫妻间由于生活经历、生活环境、文化程度等的不同，在一些问题上出现不一致意见是正常的，但如果不一致长期得不到沟通、统一，则易积累成为影响家庭和谐的矛盾。因此，应多沟通多交流，多换位思考，避免家庭矛盾和冲突。

2. 倾听理解，关爱子女

跟孩子沟通不是一件容易事，应以倾听、亲情与尊重为最基本的原则，奠定家长与子女之间相互了解的基础。有些领导干部总是在孩子面前以"官"自居，他们自以为是坦诚的沟通，往往封上孩子的耳和嘴，常犯的错误是教训子女，冗长的说教通常从"我像你这么大的时候"开始。但这样容易引起孩子的逆反心理，达不到预期的沟通效果。要多耐心倾听孩子的心声，知道孩子真正需要什么。另外，什么时候说和如何跟孩子谈、怎么听孩子说，是同样重要的。调查表明，就寝前与用餐时往往是效果最佳的时刻。领导干部因工作繁忙，可以好好利用吃饭的时间同孩子交换意见，还可以在看护孩子睡觉时，与其聊天沟通，解决分歧和冲突，以行动表达爱心。另外，要允许孩子有不同的意见，不能用家长的观点压制孩子的想法，不能对孩子提出过分强制的要求，不能将自己的体验强加于人。

二　领导干部要掌握一些人际交往艺术

处于领导干部这个层面上，人际关系往往比较复杂，既有同事的交往，又有朋友的交往；既有上级的交往，又有下级的交往，还有平级的交往；既有工作圈的交往，也有生活社交圈的交往。因此，领导干部要重视人际关系，善于运用人际交往艺术，使各种人际关系保持良好状态，提升人品和官品，展示人格魅力，树立良好的领导形象。

（一）与上级相处的艺术

人人都有自己的上级，如何与自己的上级建立融洽的关系，是每个领导干部日常人际交往的一个重要课题。

1. 要拥有让上级信任的才能

一般来说，上级都不太喜欢平庸无能的部下。所以让你的上级知道你的工作能力、真才实学就显得非常重要。仅有心地善良、态度认真、唯命是从等"特长"是不会受到上级器重的，必须有真本事才行。现代社会讲求效率，在工作中对于上级交给的任务，不仅要一丝不苟地对待，更要干脆果断地圆满完成。作为下级，向上级汇报工作时也应该力求简洁明了，避免拖泥带水。其实，上级在听取你的汇报时，也在考察你的工作能力和工作作风。

2. 诚恳地接受上级的批评

领导干部在工作过程中，会遇到各种纷繁复杂的事物，会因为各种原因出现一些不可避免的失误，这些失误可能导致上级的批评。面对批评，有些人出于本能喜欢去辩解，但是，这种做法不仅不能使事情得到解决和澄清，而且还可能将事态升级，弄得更加严重。这是由于无论发生了什么事，不管导致这次失误发生的原因是什么，都无法改变失误已经发生的这个客观事实。失误发生了，就是自己的失职，无论怎么解释也改变不了这个事实，也无法解决问题。上级听到辩解，只会感到伤自尊，甚至根本听不进去下属的解释，下级越辩解上级越生气，双方会越来越不愉快，甚至把关系都搞僵了。所以，下级即便有很大的委屈，有很充足的理由，也尽量不要去辩解。对自己造成的失误，先采用道歉的方式表达歉意和愧疚。这样，上级才会觉得自己的批评起到了警示的作用，而对下属主动表达歉意的表现，会感到你的诚恳和谦虚，不仅不会把关系闹僵，还会给上级留下好印象。

领导干部要转变心态，不要觉得被上级批评了，很没面子，很难堪。领导干部应该认识到，上级的批评针对的是工作，而不是个人。无论发生什么事，大家都是为了能够将工作做得更好。就事论事，不要觉得受到批评，是对个人的攻击和伤害。只有在这种心态下，彼此才能真正把焦点聚集在工作当中，而不是偏离讨论的主题。而且领导干部也要认识到，接受批评并不是坏事，只有在批评之中才能发现自己的不足，接受教训，积极改进，从而取得各种能力的提升。批评具有积极的作用，有利于在日后的工作中降低出现失误的概率。当然，上级的批评可能正确，也可能是误解或者带有成见。面对这种批评，下级依然要保持良好的心态，保持冷静，避免正面顶撞，先对自己的失误表达歉意，然后再委婉地将领导的错误批评指出来。值得注意的是，不能因为怕伤害与上级的关系，就忍气吞声，默默承受，这样不利于矛盾的消除和误会的澄清，也不利于日后工作的开展。开诚布公地进行交流才是最恰当的方式。

3. 对上级不能盲从

下级服从上级，是非常自然的，但是，一味地盲从上级的指令，上级说什么就是什么，毫无自己的主见，也是不正确的。对于一件工作，上级也有对问题考虑不周全的时候，或者对事情处理得不周到的时候，下属如果发现问题，应该及时提出建议，而不应该事事顺从。什么都听上级的，有建议也不提出来，有问题也不指出来，好像是维持了与上级的良好关系，实际上，这种良好的关系是不会长久的。因为，一旦日后在工作上出现什么问题，上级要么会责怪下属没有及时提出意见，要么直接责怪下属办事不力。下属在这个时候受到的伤害远远大于当初提出建议或者指出问题时给领导带来不悦的伤害。事实上，下属不盲从上级，能够在工作尚未实施之前，有自己的思考，在决策时积极参与，发表自己的建议，对上级非常明显的失误及时指出来，不仅仅是下属应尽的工作职责，更是将自己的才华显示出来，得到上级的关注和好感的一个有效途径。对上级来说，如果自己的下属能够在工作中真正帮助到自己，使自己的工作更加顺利，是非常值得庆幸的。拥有得力的下属，对上级来说，就如虎添翼。事实上，很多上级都期盼这种热忱的下级。

当然，下属对上级的做法提出建议时，也要注意分寸的把握以及内容的合理性。首先应保证提出建议或者提出指正的内容是有把握的、是正确的。而且内容一定要有分量，要有建设性和责任性，不能是泛泛而论的空谈。在态度上，下属要注意对上级的尊严的维护，要委婉、要态度诚恳，要学会示弱。不能不给领导台阶下，也不能表现得比上级还要精明。不要把诚恳的建议硬生生变成对上级的批判和指责。还要注意的是，要就当前的工作进行讨论，不要牵扯到以前的工作，不要对自我的私怨进行强调。那样的话，上级很可能会认为你是借着提意见，发泄自己的私怨。那样的话，不仅关系会弄拧，而且上级也无法将意见听进去了。相反，下属在提出意见时注意内容和态度上的问题，就很有可能使自己的才华得到显现，使上级采纳下属的意见。还有一种情况是，下属及时提出了意见，上级也没有采纳，下属会认为提也没有用，掌握不好力度还伤人，还不如不提呢。这种心态实际上是不可取的，这是一种缺乏勇气的表现，也使下属失去很多机会，很难真正获得上级的信任和好感。从长远来看，长期采取这种做法的人，也很难在事业上真正有所建树。

（二）赢得下级敬重的艺术

1. 纳百家言，容百样人

作为上级，必须有宽宏的度量。俗话说：人上一百，形形色色。在下级中，可能有各种各样性格的人，各人的处世方式、工作能力都不相同，这就需要领导干部有宽宏的度量，正如许多寺庙里的对联说的：大肚能容，容天下难容之事。作为上级，必须对自己的下级一视同仁，不能对下级抱有成见，也不能凭自己的感受而区别对待，否则不仅会使下级之间的关系恶化，更会使上级失去威信。

2. 知人善任，增进效率

上级知人善任，对下级进行合理分工，可以使下级心情舒畅，充分发挥他们的积极性和创造性。作为上级，其主要精力应该花在计划、组织和监督、指导上面。如果事必躬亲，必将因小失大，一方面，自己的时间和精力大部分被琐碎的事务占去，势必影响宏观调控的能力；另一方面，又会使下级觉得无事可干、缩手缩脚，丧失工作的积极性和创造性，不能人尽其用、人尽其才。这样即使自己干得筋疲力尽，也难取得优异的成绩。

（三）正副职相处的艺术

一般说来，凡是有领导的地方，就有正职和副职。再有能力的人，也需要副职的协助，才能展示才能和发挥作用。处理好领导者之间的相互关系，是每一个领导者都面临的现实问题。由于每一个领导者的年龄、资历、地位、经验、水平等有所不同，在交往的过程中所采取的方式、方法和态度也会有所不同。这样，在交往过程中就会出现许多分歧，处理不好就会影响相互间的关系。领导者从自身的角度出发，如何在交往过程中找到最佳的理解点或接触点，与平级建立和谐的人际关系非常重要。

争取上级的帮助和支持对正职来说自然是非常重要的，但是，正职也不能忽略来自副职的支持。甚至可以说，副职的拥护作用比上级的支持更为重要。这是因为在大多数情况下，正职想要上级时时刻刻都替自己说话并不现实，但是与副职打交道却十分频繁。在工作中各项决策都是需要通过副职来落实的。副职是不是能够办事得力，是不是能够真心拥护正职、帮助正职，对正职来说，是顺利开展和完成工作的重要因素。尤其是正职如果想要建立自己的权威的话，就离不开副职对自己的认可，副职在正职处理各种矛盾以及争取大家的理解和配合时发挥着无可替代的重要作用。如果只是单纯一味寻求上级的帮助，而无法得到副职的帮助，那么自己的权威不仅得不到树立，反而会被削弱。那么，正职怎样才能赢得副职的信任、支持呢？

1. 承认正副职之间各有强弱之分

就领导岗位所需的综合素质而言，正职胜过副职是理所当然的。一把手强，是领导格局稳定和充满活力的前提之一。如果一把手用自己的优势、用衡量正职的标准去衡量和要求副职，结果只能是一个又一个的不满意。其实，副职之所以能走上领导岗位，必有其长处。与正职相比，副职也许有这样那样的缺点，但是他们有的任劳任怨，有的雷厉风行，有的善于解决某些棘手问题等。如果正职能够看到副职的长处，并注意取长补短，那么这就是一个良好的开端。

2. 一把手不事必躬亲

一把手应当统筹兼顾，从原则上给副职以指导，并帮助副职协调各方面的关系。对于副职分管的工作，不能一"分"了之。副职分管的工作是一个组织整体工作的组成部分。正职应当帮助副职站在全局的高度看待其分管的工作。同时正职应帮助副职解决工作推进中的困难。副职在推进工作过程中，常常需要非本人分管部门的配合与支持，而有些中层干部会表现出冷漠、推诿甚至刁难的态度，正职一旦发现此类情况，必须明确而又坚决予以制止，并进行有效的协调。

《韩非子》中有个故事，说的是魏昭王想参与仲裁（参与官府的事情），于是唤来宰相孟尝君，昭王对孟尝君说："我想自己处理裁决之事。"孟尝君说："那么，王就要先学习法律。"于是，魏王开始学习法律，但没学多久，就开始打瞌睡了。"我没有办法学习法律。"魏昭王说。韩非子说："作为国君不亲自操控他的权柄，却想参与臣下该做的事情，睡着了也是正常的了。"

3. 勇于为副职承担责任

副职最不愿意听到正职说的话可能是这样一句："你怎么搞的？这事你要负责任！"其实，在一个组织中，负全面责任的是正职。正职的"大家风范"不仅表现在对工作的战略规划与指挥上，还表现在出现困难与挫折时，能勇敢地担当起"主心骨"和"支柱"的角色。副职在工作过程中，因考虑欠周或意外因素的影响，有时会出现一些失误，此时正职首先要做的，是承担作为首席领导者的责任，然后与副职一起分析研究问题存在的原因及解决问题的方法。在一位勇于承担责任的正职面前，绝大多数副职会以饱满的热情和信心去承担他们的那一份责任。

4. 真诚切实地维护副职的威信

正职的权威因为地位的缘故，在一个组织中是比较容易得到承认和巩固的。但是，正职的权威绝不能以削弱副职的权威为前提。这样维护正职权威的方式，不仅是违背道德的，而且从长远来看，对正职也是没有益处的。正职在建立和维护自己的威信的同时，一定要给副职表现的机会，要对副职的威信的建立和维护提供力所能及的帮助。这样做不仅有利于正职与副职关系的良好发展，更重要的是，正职在工作上非常需要值得信赖的得力助手，如果正职是一个爱挑剔、缺乏信任感的人，在遇到事情时又不愿意承担责任，甚至直接把责任推给副职，那么副职难免会滋生不满的情绪，难以提升工作积极性和工作热情，更难以对正职做到依赖和遵从，这对正职来说，无论在人际关系上还是在工作进展上都不会顺利的。正职应将宽容视为个人品格的重要内容，不断加强个人修养，使宽容成为发挥领导者非权力性权威的重要因素。当然，任何方法的运用走向极端，都会事与愿违。面对那些不知自重，甚至出现违纪违法行为，给事业造成损失的副职，最后的办法是结束宽容，采取必要措施，清除害群之马。

三　领导干部社会角色的自我调适

（一）领导干部的角色知觉

1. 群体组织者的角色

领导干部的职责就是要保证他所领导的工作群体有高度的组织水平。一个工作群体的工作成绩，大多取决于群体内务部门整体进行工作的组织水平。现代工作群体的精密分工，使每个群体只需完成某一项或某几项工作，这样，领导干部作为群体组织者的作用就更大了。

处于不同层次的领导干部，要在不同层次的工作群体中扮演组织者的角色。作为班组长、工段长等基层组织的领导，应当善于给群体提出具体的目标，合理安排劳动力发挥群体成员的主动性与积极性。作为中、高级组织的领导干部，如公司经理、局长、市长、部长等，则是通过基层或中层领导干部来领导下属群体的，他们除了应该履行基层领导干部的组织职责，还要承担协调者的职责，即通过基层或中层领导干部来协调下属群体的工作。

2. 群体教育者的角色

领导干部的教育职能，是由我国社会主义社会的性质所决定的。我国的任何工作群体、任何一级领导干部不仅要抓业务工作，同时还要抓思想政治工作，他们必须贯彻执行党和国家的路线、方针和政策，向下属解释各项方针、政策的具体内容及其意义。教育的内容应该是广泛的，包含了物质文明和精神文明各方面的内容，如培养下属的工作责任心、集体主义荣誉感和正确的工作态度等。此外，领导干部还要培养下属符合社会准则的行为方式与道德品质。

3. 群体利益代表者和维护者的角色

社会主义社会的领导干部，是国家、集体以及人民利益的代表者。要扮演好这一角色，领导干部必须在工作中把国家、集体与个人的利益紧密结合起来。作为群体利益代表者的领导干部，有权运用具体刺激因素鼓励那些工作质量好、数量多并遵守规章的人，同时还应当对违反工作纪律或工作态度不好的人采取一定的惩罚和制裁措施，以维护认真工作、遵守纪律的工作人员的利益，促使不遵守纪律的人改变工作态度。

4. 信息使用者和传播者的角色

领导干部在工作中既使用来自群体的内部信息，也使用来自社会的外部信息。领导干部要根据这些信息及工作群体的具体状况做出决策，他的决策质量，在很大程度上取决于信息的客观性、及时性、准确性和目的性。

（二）领导干部的角色失调

角色不清是指领导干部对其所要扮演角色的行为标准不是十分清楚，对该角色没有明确的认识。导致角色不清的主要原因是社会及个人的发展变化。当一个社会处于社会经济文化的剧烈变迁时，会出现一些新的位置，从而出现新的角色；或原来的角色由于社会环境变化而使其行为方式也发生了变化，但社会或个人对此并未认识到，或还没有一个标准，从而也就产生角色意识不清的情况。具体来说，角色不清包括两个方面：一是角色混乱，一是角色差距。

1. 角色混乱

角色混乱是指领导干部对角色扮演不清楚，造成各种角色相互混淆的心理现象。它表现为两种情况：一是角色模糊，二是角色混同。

（1）角色模糊

角色模糊是领导干部对角色规范认识不清、把握不定，由此产生无所适从的心理状态。角色模糊往往是因为社会政治经济文化环境的变化，出现许多意想不到的新情况、新问题、新任务、新矛盾，领导干部在认识上缺乏准备，实践上缺乏经验，一度感到困惑茫然。这时，决策者首先要调整自己的心态，理智地思考有关问题。其次要冷静分析国内外形势，到群众中去，广泛征求可行意见，待条件成熟后再做行动。

（2）角色混同

角色混同是指当领导干部进行角色转换时，把原来角色和现有角色混淆起来的情况。比如，一国有企业的高层人员，管理企业很有办法，把企业搞得有声有色、成绩斐然。当被提拔为上级党委常委，分管一方工作时，他却表现一般，昔日风采不见了。究其原因，是在角色转换后，他的心态没能及时调整过来，即没能演好自己目前的角色，结果由原来的叱咤风云变为黯然失色。不同角色，有不同的角色规范和行为方式。领导干部要灵活应变，掌控角色的变化，而不能让职位牵着鼻子走。

2. 角色差距

由于认识上的差别，社会及群众对每位领导干部都有一个理想角色认定。但由于领导干部对理想角色认知不明，或个体知识、能力等方面的不足，使理想角色与实际角色不一致，这种差别就称为角色差距。

　　领导干部有角色差距是正常的，这也是领导角色多样化的一种表现。但角色差距过大，就表明领导干部不胜此任，最终会导致领导角色扮演的失败。领导干部在角色扮演过程中的一个重要任务，就是要尽力缩小角色差距，使群体的理想角色与自己所扮演的实际角色尽量相一致。而角色差距过大，就需要领导干部进行自我调适。首先，发现角色差距过大时，要镇静，要认真检讨究竟是自己对领导干部理想角色的认识不清，还是别的什么原因，要有自我批评意识，同时要相信自己有能力解决这一问题。其次，在今后的角色扮演行动中，要依照群体期望的角色标准来严格要求自己，不断提高自身素质，久而久之，角色差距就会逐步缩小，最终会成为一个优秀的领导干部。

　　由于各种不同原因，领导干部在角色扮演中会面临着不同困境，角色冲突时有发生。角色冲突处理得好，会有助于推进领导干部角色扮演的顺利进行；反之，就会干扰角色的扮演，甚至导致角色扮演的失败。领导干部可以通过角色心理调适而使角色冲突降至最低限度。角色心理调适是指领导干部将原来处于不当状态的角色心理，调整到与角色扮演相适应的心理状态。

（三）角色不清的心理调适

1. 角色认知与角色塑造

　　首先，领导干部要有清晰的角色知觉。将角色认知和角色期望、主观可能与客观需要相结合，寻找明确的自我角色形象。领导干部要认识到自己担当的四种基本角色：群体组织者、群体教育者、群体利益代表者和维护者、信息的使用者和传播者。此外，由于领导干部角色有一些优越感及某种权力，有些领导的角色意识很强，但忘记了领导干部角色要与他所承担的责任相一致，单纯地摆出领导干部角色的架子，不做实事。在新的时期，领导干部要明确自己的角色定位是"人民公仆"，领导就是服务，要服务于人民、服务于社会。领导干部是受人民委托而行使权力，并运用这种权力来为人民服务的，他是普通一员，并非特权阶层。无论什么级别、什么资格，不管党内党外、上级下级、此行彼行，只有分工的差异，而没有高低贵贱的区别。

其次，一个领导干部能否按照角色所规定的行为模式而行动，不仅取决于个人对角色的认知程度，还受其个性特征的影响。不同个性的人，如外向型与内向型的人在履行角色行为时会有不同的表现，甚至会影响角色行为的效果。但是通过角色塑造，按照规定角色的规范可以改变人的个性特征。因为，在角色认知的基础上，人对自己的个性是否适合该角色会有所认识，从而设立角色形象，领导干部可以按照此角色形象来调整自身的个性特征，进行角色行为。

2. 正确的角色评价

一方面，领导干部要体察客观的角色评价，吸收各方面的反映和意见，并结合角色认知调整自己的角色行为。这时，领导干部要坚信自己能按照角色的行为要求，进一步树立自己的角色形象。另外，角色期望与该角色实际上的角色行为的差距会影响他人对某一领导干部的角色评价高低，对某一角色期望过高，而该角色实际又做不到，必然导致大失所望、评价甚低。因而，领导干部要注意：不要向群众"许愿"过多，而实际又做不到，结果遭受群众较低的评价，导致自我形象的随之降低。另一方面，领导干部要调整自我评价不当的心理。这可以从以下几方面着手。

（1）正确评价过去的得失

对过去所取得的成绩和自我评价过低，容易对现在失去信心。而对过去所取得的成绩和自我评价过高，就会产生自满情绪。只有正确评价过去，才能激励自己不断进步。

（2）自我期望值不要过高或过低

自我期望值，就是心目中所要达到的目标。自我期望值过低，就会满足于既得成绩，不思进取。自我期望值过高，如果实现不了，领导干部会有挫败感，群众也会有意见，不利于以后工作的开展。

（3）要一分为二地看问题

每个领导干部既有优点又有缺点，在以往的领导中也是既有成功也有失败，因此进行自我评价时，只看优点和成功之处，不看缺点和失败之处，或者只看到缺点和失败之处，忽视优点和成功之处，都是不对的。看到自己的发展和变化，分清主次，这样才能获得正确的自我评价。

（4）勇于进行自我反省

实践是检验领导是否有效的唯一标准，因此，要善于从实践中总结经验教训，勇于反省自己。子曰："吾一日三省吾身。"通过反省，可以从中总结出领导成败的因素，明白自身的长处与短处，以便扬长避短，在以后的领导工作中提升判断力与决策水平。

（四）领导干部角色冲突产生的原因

领导干部角色冲突的原因，可以分为客观和主观两方面。

1. 客观原因

（1）角色不清

由于当前国内外新形式、新思潮、新方法、新观点的产生，社会角色不断发生变化，甚至是剧烈变化。比如，在现代化管理环境中，领导干部的角色转换，必须改变传统的角色定位，从"官本位"转向"民本位"，这势必对领导干部的参与意识、专业素质、服务意识提出了更高的要求。如果领导干部不能适应这些要求，不能从传统的职业习惯中摆脱出来，必然在角色转型中陷入自我冲突状态。

（2）期望过高

群体成员普遍希望领导干部任职期间能使部门、企业或事业有较大发展，为群体带来更大利益。但由于受各种主客观条件的限制，所有目标不可能全部实现，这会加重领导干部的角色负担，给领导干部带来巨大的心理压力和内心冲突。

（3）期望差异

不同的人会从不同角色和利益出发，对领导干部提出不同要求。例如，广大群众会要求领导干部清正廉洁、克己奉公；但家庭成员或亲戚朋友可能希望从他那里得到更多的利益，这就会给领导干部带来角色上的心理冲突。

2. 主观原因

（1）角色心理准备不够

领导干部对角色扮演缺乏应有的心理准备，或只看到对角色扮演有利的一面，而没有看到不利的、困难的一面，错误判断形势。

（2）角色技能训练不足

有些领导不具备职业对其知识和能力的要求，担任的角色与其自身能力不匹配。特别是在当今这个信息迅速发展的社会中，有些领导干部不能迅速适应新的变化，面对不同的领导情境，由于经验不足，缺乏相应的扮演技巧，有时该做的、该说的却没有做、没有说，而有时不该做的、不该说的却做了、说了，结果不仅导致内心冲突，还会出现角色扮演失败。

（3）社会角色承担过多

一个人的时间和精力是有限的，社会兼职过多，势必引发时间和精力分配的矛盾。很多领导干部除了要做好本职工作，还有很多延伸的工作或者一些必须参与的社会活动。如果延伸出来的工作太多、太杂，就有可能将有限的精力分散掉，并且在角色上不能产生清晰的定位。

（4）一次只能扮演一个角色

一个人既是领导者的下属又是领导者的朋友，其关系处理起来也会很微妙，其原因在于发生了角色冲突。要清醒地认识到上班的时候是上下级，下班的时候是朋友；公事的时候是上下级，私事的时候是朋友：

（五）角色冲突的调适

领导干部角色冲突会带来一定的心理压力，冲突强烈时还会带来严重的心理负担，影响工作的效率和成绩。因此，学会角色冲突的自我调适，就显得十分重要。

领导干部常见的角色心理冲突调适的方法有以下几种。

1. 充分的心理准备

要充分认识到现代社会的高效率必然带来高竞争性和高挑战性，任何人都不可避免地同时要处理多个事情、承担多个角色。

因此对产生的某些负面影响要有足够的心理准备，免得临阵慌张，加重压力。

2. 价值调适

首先，领导干部要树立统筹兼顾的意识。要以大局为重，胸怀全局，在处理国家、集体和个人三者之间关系时，要恰如其分，使三个方面都得到妥当安排，从而有效减少领导干部的角色间心理冲突。其次，领导干部要摆正公私关系。面对公职角色和家庭角色的冲突，领导干部应清正廉洁，不应为了照顾亲属而徇私情，必要时要做出自我牺牲。若不能做到公私分明，势必会因小失大，最终导致领导角色扮演失败。

3. 抓大放小，化解矛盾

领导干部要分清主要矛盾和次要矛盾，抓住主要矛盾；分清主要矛盾的主要方面和次要方面，抓住主要矛盾的主要方面，同时兼顾次要矛盾的次要方面。矛盾一旦解决，冲突的角色心理也就平衡了。

4. 换位思考

老子说："知人者智，自知者明。"也就是说认识别人是有智慧，认识自己才是真正的聪明。换位思考是认识他人、认清自己最有效的办法。领导干部经常换位思考，就不会出现总是抱怨别人的情况，没有了抱怨，冲突自然也就不会出现。

5. 运用角色层次法排列顺序

将自身持有的两个以上相互冲突的角色的"价值"进行分层，将这些角色按其重要程度进行排列，将最有价值的角色归类，然后选择对自己来讲最重要的角色。此分类依据是按个人需要的层次和他人期待的重要程度而定的。分清所扮演的社会角色及所要管理的事务的轻重缓急，然后合理安排，选择重要的事情先行解决，重要事急办、急事快办，其他不太重要或不太急迫的事情暂缓处理。这样，就可以有效缓解角色冲突。

　　总之，恰当的领导干部角色心理调适，再加上行为处理上的技巧，可以帮助领导干部较好地处理好领导角色冲突，更好地实现领导目标。

领导干部的健康行为
与心理障碍

中国正处在前所未有的社会转型期，人们的生活节奏普遍加快，压力日益加大，由此所产生的心理障碍、心理疾病也逐渐增多。心理健康是身体健康、行为健康的基础。领导干部心理是否健康，对其执政能力以及社会和谐都有重要影响。因此，领导干部的心理健康问题，不仅是医学问题，更是执政能力建设与和谐社会建设的大问题。本章分为行为健康与领导干部健康行为的养成、掌握健康知识与体育锻炼、领导干部的心理障碍辨别与调控、领导干部心理危机干预能力提升、心理健康调节的中医方法五部分，主要内容包括行为健康的重要性、掌握保持健康的养生知识、心理障碍的自我防治、心理干预技术、中医情志疗法等方面。

第一节　行为健康与领导干部健康行为的养成

一　行为健康的重要性

（一）行为对自身健康的影响

在完成行为的过程中，行为本身会造成心理负荷超载以及行为未达目标的心理挫折，从而影响人的健康，如升职，是对自己综合能力的全面评估，同时还有机遇、政策倾向等，如果自己力不能及，会在争取升职的一系列行为中产生巨大的心理负荷，一旦不能如愿，往往产生强烈的挫折感，进而通过神经、内分泌系统等的一系列反应，对健康产生不利影响。

（二）行为对他人健康的影响

个人的行为是构成他人心理社会环境的重要成分，领导干部的模范榜样行为对群众的带动性很大，震撼心灵的故事会广为流传。领导个人的行为会对周围其他人的心理产生巨大影响。但不良的行为同样也使他人受害，如自杀行为会引起亲人的悲痛；配偶的不忠行为会使对方社会名誉受损，或遭受强烈的精神刺激而发生报复性攻击行为。

（三）行为对环境和社会健康的影响

行为可损害健康，也可促进健康，不卫生的行为习惯会污染自然环境，而凶杀、斗殴、吸毒等行为也会污染社会环境，从而使公众的健康受损。作为领导干部更应以身作则，杜绝自己的行为对环境造成不良影响。

二　健康行为概述

（一）健康行为的定义

从广义上讲，健康行为指的是个体、群体或团体的行为以及行为的决定因素、相关因素和结果。结果包括社会变化、政策发展和实施、应对策略以及生活质量变化等。健康行为不但包括可观察的、外显的行为，同时也包括可报告和测量的精神变化、情绪变化等心理状态。不同学者对健康行为的认识存在差异。有学者认为，健康行为可以分为四类。第一类为个体与维持健康、康复或健康促进有关的行为。不但包括个体的心理过程，如性格、信念、价值、动机，也包括外显的行动、行为方式和习惯。此种对健康行为的解释与"健康相关行为"基本相同。第二类为指向健康或被健康结果所强化的行为。此种对健康行为的解释与"促进健康行为"类似。第三类认为，健康行为指主观认为自身健康的个体为增进健康、预防疾病而采取的行为。此种对健康行为的解释与"预防性健康行为"的解释相似。第四类认为，健康行为指个体在生理、心理、社会适应等诸方面均处于安宁状态时的一种理想状态。

（二）健康行为的养成

健康行为不仅能增强体质，保持良好的心态，还能预防各种身心疾病，如与心理社会因素相关的高血压、冠心病、肥胖、糖尿病、恶性肿瘤等。健康有40%依靠遗传和客观条件，其中15%为遗传，10%为社会因素，8%为医疗条件，7%为气候条件；60%依靠自己建立的生活方式和心理行为习惯，即养成健康行为。

1. 养成良好的生活习惯

养成良好的生活习惯，实质就是建立和培养良好的条件反射，日常生活中我们常说"习惯成自然"就是这个道理。例如，某人有午睡的习惯，到时就困，不睡一会儿，下午就打不起精神。这就是他已建立起中午小睡的条件反射，到午间大脑神经细胞就出现抑制。吃饭定时，一到时间胃就分泌胃液，胰脏就分泌胰液。如果不按时进餐，一方面会打乱或破坏已建立起来的条件反射，另一方面胃肠道虽没有食物却分泌了消化液，后者会损害胃肠黏膜而引起溃疡病。因此许多人都知道，饥一顿，饱一顿，终究是要生病的。所以，生活有规律对健康至关重要。

（1）起居有常

起居有常是指按机体的需要有规律地作息。生活有规律的人健康长寿，其原因是人体内有一个生物钟，生活有规律的人符合人体生物钟的规律。人的生理活动几乎都具有周期性的节奏，它们与时间有着某种联系。人感觉最深的节律是昼夜的循环交替。为适应大自然的昼夜变化，人体内是有一种睡眠和觉醒的节律的。如果我们的生活作息制度与睡醒节律相一致的话，那么，只要我们一上床就会很快入睡，一到起床时就会自然觉醒。但是，有的人认为，睡7个小时在白天睡和晚上睡都一样，这是完全错误的。一些研究表明，许多睡醒节律完全颠倒的人，不仅生理健康受到影响，而且精神健康也受到威胁。为了健康和长寿，要拨准体内的生物钟，让它准确地运行。事实表明，人体的生物钟在支配着人的起居、生活；同时，人的起居和生活又反过来影响着生物钟的运行。起居有常、生活规律几乎成为长寿老人的重要经验之一。

（2）中午小睡

人的睡眠分为正相睡眠（俗称睡得很死，无梦）和异相睡眠（俗称睡得很轻，做梦）。研究表明增加异相睡眠时间有可能延长人的寿命。中午小睡能增加夜间的异相睡眠时间。可见养成中午睡觉的习惯，不仅有利于下午能精力充沛地工作和学习，而且还有利于长寿。特别是夏季天气炎热，夜短昼长，夜里睡眠时间较少，所以要有一定时间的午睡来补足。一般午睡只需用 10 到 20 分钟，就可以恢复精神达数小时，但如果睡得太多的话，适得其反，整个下午都会萎靡不振。午睡要选择在精神不济时，如果刚开始几次睡不着的话，别气馁，几次过后身体就会自动调适，以后每逢午睡时间，就会浮起睡意。

（3）饮食要定时定量

早晨要吃早餐。不吃早餐易致低血糖、胆结石，还可致肥胖，使人衰老。长时间空腹，午饭时，必然狼吞虎咽，吃得又快又多，增加了胃的负担。如果有时吃有时不吃，而胃液却照常分泌，这样，就会使消化功能发生紊乱，影响食物的消化吸收，容易引起胃肠疾病和胆囊疾病。一日三餐，要定时定量。三餐比例分别占一天总食量的 30%、40%、30%。少食生冷油腻食物，细嚼慢咽。

2. 注意环境卫生

要注意环境对健康的影响，合理利用环境促进健康。春季要防抑郁症，消除疲劳。呼吸新鲜的空气和享受阳光；做适当的体力劳动和锻炼；少吃多餐，多吃新鲜的水果和蔬菜及奶制品；香蕉、菠萝、奶酪、巧克力、胡桃等有助于减轻春天疲劳症。盛夏要防暑降温。要根据自己的运动量尽量多饮水，不要处于干渴状态；避免在太阳下暴露太长时间；在天气太热或者房间密闭的情况下，尽量减少运动量，每小时至少要喝两杯水；穿轻便、休闲和浅颜色的衣服；在阴凉处休息。秋季也是抑郁症好发的季节，特别是深秋落叶时，要谨防抑郁情绪，在刚出现抑郁症征兆时，不要待在家里，多与人交往，结伴去健身锻炼、逛商店、看电影等。冬季要防止感冒和冻伤。要适时增添衣服，多饮水，补充维生素 C，防止运动后出汗着凉；在寒冷的天气外出时，要多穿衣服，戴帽子、围巾和手套，穿稍宽松的棉鞋。

预防居住环境对健康的损害，如选用的室内建筑、装饰材料，家具等要对健康无害；使用空调器的房间应坚持每天有一定的开窗时间，让外界的自然风和太阳光线进入房间，使其通风透光，杀死房间内的细菌；家庭一般不需要具有消毒作用的去污剂和清洁剂，用常规的清洁方法如热水和肥皂就足够了；家用电器如电视机、冰箱等尽量不要放在卧室内。

3. 合理营养与平衡膳食

营养是生命赖以生存的物质基础，也是改善人类健康的重要条件。人体需要不断从食物中获得营养成分以保持人体和外界环境的能量平衡和物质平衡，以维持人体的健康水平。食物中具有营养功能的物质称为营养素，包括蛋白质、脂类、碳水化合物、无机盐、维生素和水。合理营养是指全面而平衡的营养，即每日膳食中各种营养素种类齐全、数量充足、相互间比例恰当。各种营养素在机体代谢过程中，均有其独特功能，彼此间密切联系，相辅相成，但一般不能相互取代。因此，食物只有合理搭配，机体才可得到所需合理营养。

（1）食物的合理搭配

摄取的食物应满足人体对各类营养素和热能的需要，以保证机体各种生理活动和劳动的正常进行。由于各种食物所含的营养素是不平衡的，只有合理搭配，才能确保身体健康。膳食的合理搭配方法有以下几种。

一是粗、细粮合理搭配，如玉米面和面粉混合，玉米面、面粉、豆面和小米面混合做成发糕或窝头；各种豆类（如黄豆、绿豆、赤豆等）和大米，根茎类（如红薯、马铃薯、芋头等）和大米混合做成干饭或粥。

二是副食的荤素搭配，如蔬菜和肉类，豆制品和肉类，蔬菜和蛋类，蘑菇和肉类搭配炒菜；或荤菜和素菜同吃；在平衡膳食中，豆类和动物性蛋白质的数量要占全部蛋白质供给量的1/3。

三是蔬菜的多品种搭配，由于各种蔬菜含营养素的多少和种类不一，在选择蔬菜时，应特别注意选择含钙、铁、维生素 B_2、维生素 C 和胡萝卜素多的食物。

（2）食物的合理烹调

我国的烹调方法多种多样。食物经烹调后容易消化吸收，增加食物的色香味，提高食欲，还能防腐灭菌。但在烹调过程中还会造成部分营养素的损失，如矿物质和维生素流失，某些维生素因为氧化、加热、遇碱而被分解和破坏，从而失去生理活性，使烹调出的食物矿物质和维生素的含量下降，营养价值降低。

（3）食物必须对人体无毒无害

首先，正确选择食物要注意食物是否生霉长虫，瓜果蔬菜是否新鲜完整，鱼、肉、蛋、奶是否新鲜，熟食品是否变质，调味品的质量是否可靠。其次，搞好厨房卫生和食品保管；食物烹调时应注意生熟分开，凉拌菜、卤菜的原料要洗净，容器要清洁；动物性食品要烧熟煮透；熟食不久藏，现做现吃；厨具、食具要干净卫生。

（4）建立合理的膳食制度

合理膳食制度的原则是：首先，用餐者在吃饭前没有强烈的饥饿感，而在用饭时又有正常的食欲。其次，要把一天的食物恰当地分配到全天各餐中去，而且比例要适当，间隔要合理。再次，能满足生理和劳动的需要，适应生活工作制度。最后，膳食中的营养素得以充分吸收、利用。

4. 体育锻炼有规律

体育锻炼对于领导干部格外重要，领导干部常面临任务紧急、脑力工作繁重，需要安静的环境，但不运动是导致肥胖、心脑血管疾病和骨质疏松的危险因素。体育锻炼贵在坚持，步行、登楼、体操、慢跑、太极拳、练功十八法等均可，但有一条必须记住，就是运动量要适度，不必强求，一般锻炼完毕，微微出汗，冬天全身暖和为宜。有规律的体育锻炼是降低心血管疾病患病率的有效方法。

5. 养成健康习惯

一是勤洗手、勤剪指甲。洗手要用肥皂洗，手掌、手背都要洗到，特别是手指要仔细洗；洗手以后，要用自己的干净毛巾或手帕擦干，不要在衣服上蹭；如果没有带手帕，宁可甩去水滴，让它自干。二是勤洗发、勤洗澡。洗发以每周一至二次为宜，冬天洗发后，不要马上到室外去，要先将头发擦干，以免着凉引起感冒；洗澡要用温水，运动后不要马上洗澡。三是勤漱口、勤刷牙。刷牙次数最好是每餐后刷牙一次，如果不能及时刷牙，一定要漱口；睡前一定要刷牙；要及时更换牙刷。四是其他个人卫生。睡前要用温热水洗脚，洗完脚要马上擦干，并注意足部保暖。新内衣内裤应洗后再穿。要防止"洁癖"，因为在日常生活中接触到的所有细菌中，绝大多数是有益的，它们能够与有害微生物抗衡，限制其繁殖，保护人体免受疾病的侵扰；如果不加选择地消灭有害的和无害的甚至是有益的细菌，就会限制人体自身免疫系统的发育。

6. 正确求医，科学用药

（1）正确求医

人一生接触各种各样的致病因素，总会生病的。生病后要正确对待，既不能漠不关心，不承认客观事实；也不能过于紧张，稍微有点不舒服时，就到处就医检查，只要听人说某某药有效，不论对自己的病情是否适合，就要服用。应该用正确的态度对待自己的健康和疾病。正确的求医行为应该注意的是：一要主动求医，真实地提供病史和症状，积极配合医生的检查。如果医生建议进行某种检查，不要因为检查时可能有不舒适，就轻易拒绝；也不要自己随意要求医生做不必要的检查。二要遵照医嘱，服从治疗。保持乐观向上的情绪，要了解疾病的性质，学习有关的防治知识，掌握自己疾病的规律；特别是在病情波动时，不要着急害怕，应该配合医生找出原因，力求逐步取得疗效。

（2）科学用药

患病后能正确服药是关键，特别是一些常见病的治疗多在家中进行，家庭科学用药是非常重要的。怎样做到科学用药呢？一是家庭药箱的配备和注意事项。一般家庭药箱常备的药物种类有：抗菌消炎药；解热镇痛药；抗感冒药；抗过敏药；镇静催眠药；胃肠病用药；通便导泻药；维生素类药；止咳祛痰、平喘药；冠心病、高血压病的急救用药；跌打损伤药；防暑药；外用药；眼科用药；外用消毒药；卫生用品（如药棉、纱布、体温计等）。不要用纸袋长期贮存药品，若短期内不能服完，最好将其移入洁净的空瓶子内，并写好药品名称、用量、用法等。药品的贮存要避光、干燥、阴凉、密封。贮存中药品应定期检查，如果超过药品的有效期则一律不准使用；如果药品外观有改变均不可再用。二是服药须知。

要认真阅读药品说明书，明确疾病诊断，选择有效药物。熟悉药物的性能、作用、体内代谢过程、不良反应等。掌握剂量和用法。掌握用药次数。注意影响因素，达到正确合理用药。

（三）常见的不健康行为

不良的生活习惯是领导干部健康的大敌，如果您发现自己有以下不健康行为中一半以上情况，那么您就要注意了，别让您的健康在不知不觉中离您远去。常见的不健康行为包括：一是工作时间太长。很多领导干部最大的特点就是工作时间太长，人们常常发现他们在办公室里挑灯夜战。二是睡眠不足。领导干部经常超时工作，"睡眠"早已成为他们生活中的最大奢侈，平均每天只睡 5 小时左右很常见，他们多利用周末假日补觉，也是一种难得的享受，不过同时又失去了体育锻炼的机会。三是职业病较多。近几年来，媒体报道领导干部猝死在工作岗位上的事件屡见不鲜。领导干部最常见的疾病有脂肪肝、高血脂、肥胖、胃病、痔疮等。这些都是工作时间长、用脑过度、工作压力大、饮食不均衡和运动量偏低等引起的。四是与家人相处时间短。有个温暖的家，能和父母、孩子、爱人多在一起是领导干部普遍的梦想，但因为工作，常常早出晚归，生活不规律，很难与亲人一起共餐，交流感情，往往只能用物质来弥补内心的愧疚。五是过分追求高效率。速战速决、保质保量完成工作任务是领导干部提高效率的一种工作方式，为了提高工作效率，往往把更高的要求、更高的目标排上日程。六是工作环境压抑。界线分明的领导级别，单调的工作流程，没有情调。七是与人沟通机会少。领导干部每天要面对大量的文件、学术会议、计划、总结，等待解决的问题一大堆，与人面对面的沟通机会很少。八是烟酒过度。领导干部平时工作忙，应急事情多，容易焦虑，常用抽烟缓解紧张情绪，或在应酬交际中过量饮酒，这都是对健康的一种自我伤害。

第二节　掌握健康知识与体育锻炼

一　掌握保持健康的养生知识

（一）乐观与养生

领导干部整天忙于事务，大多时间没有机会笑。"笑一笑，十年少"，不是指年龄，而是指心态。"笑口常开，健康常在；哈哈一笑，皱纹没了。"笑的作用非常大，每个人都有这个本能，为什么不笑呢？据说美国成立了微笑俱乐部，笑成了健康的标志，笑可预防很多疾病，第一不得偏头痛，第二不得后背痛，因为笑的时候微循环旺盛，通则不痛，不通则痛。因此，要在注意平衡饮食、有氧运动的同时，注意保持乐观的心理状态，及时释放负性情绪。

（二）心理满足与养生

我们每个人都曾经有过压力，也都正在承受压力甚至深受压力的伤害，领导干部更是如此。压力导致的破坏性影响远远大于简单的情绪低落；压力会对身体的许多生理系统产生负面影响；压力不仅会使人心烦意乱，而且会使身体的代谢失去平衡，从而滋生各种疾病。

压力的真正根源来自内心，一个人不正确的对待生活的方式造成了他的痛苦。即使不能正确处理压力，也可以及时调整好心态。平和满足的心态是一种接近大自然的状态，而压力状态则不是。心理的自我满足可以通过心理调适而实现。

1. 知足常乐

不要有过多的欲望。为人生的使命而活，不要有过多的贪念，您就会对现状感到满足。不被世俗欲望所辖制您就会获得心灵的自由。

2. 学会放弃

人的一生不可能样样都得到，鱼和熊掌不可兼得。生活中有许多事经过再多的努力都无法达到，只要自己努力过，争取过，结果就不必看得那么重要了。

3. 心中有爱

爱是人心理健康最为重要的精神"营养素"，爱能伴随人的一生。人与人之间彼此相爱不但产生健康的人际关系，同时也会影响人身体和心理的健康。爱可以使人变得宽宏大量，不与人斤斤计较，爱可以平息一个人心中的怒火，宽恕他人曾经对自己的伤害，不拿别人的错误惩罚自己。

4. 学会感恩

常怀感恩的心会提升一个人的快乐指数。算算自己受过别人多少恩惠，列出感恩，心中会充满喜乐，大脑中的快乐中枢就会自动启动。

5. 从容处世

匆忙是一种病，享受现在是命运赐予您的礼物。从容养生、从容养心才能使自己在工作、生活中从容不迫地应对，才能真正享受人生旅途的乐趣。并且可以避免一些意外不测。现代医学研究证明，从容不迫的人，一旦发生紧急情况，容易产生应激反应，即大脑发出指令，直达肾上腺，激活肾上腺素和去甲肾上腺素的分泌，使机体充满能量，提高反抗外界侵扰的能力。

6. 助人为乐

送人玫瑰，手有余香。积累自己做过的每一件好事，像穿珠子一样把它们穿起来，会让人心里充满快乐。

7. 充满希望

人生在世会遇到各种各样的问题，但要以积极的心态去面对，要有获胜的希望。希望会给人插上梦想的翅膀，会增强人的勇气，面对挑战，战胜困难。不管前路几多艰险，不要停止攀登的脚步，心中充满希望，带着家人、健康、人际关系以及梦想一起攀登。

8. 充满信心

坚强的信念和理想，为自己精神世界撑起一片宽广的天地。要想拥有安宁，必须有坚定的信心。一个人所面临的问题绝不会比他身后的力量更强大。世界上没有任何一种危险不能被战胜，没有任何一种疾病不能治愈。充满信心，做您自己应该做的事情，一定会做得更好。

二 体育锻炼

2016 年 10 月 25 日，中共中央、国务院印发了《"健康中国2030"规划纲要》，国家将实现国民健康提到了前所未有的高度。健康不仅是促进人全面发展的必然要求，更是国家富强、民族振兴的重要基础。我国在加速经济发展，提高国民生活水平的同时，也因为全球化、城镇化、工业化以及生态环境、生活方式改变等，给维护和促进健康带来了新的挑战。

　　体育锻炼是与生活方式相关的、最关键的健康决定因素之一。它在促进不同群体生理、心理健康和社会适应能力方面的效应已得到了广泛验证。尽管如此，体育锻炼之于公共卫生、国民健康乃至社会、国家的关键性仍没有得到应有的重视；体育锻炼作为一种低投入高收益的健康行为，之于国民、国家的意义仍处于相对狭义的境地。

　　体育锻炼类型多样，但运动生理学家将它们分成两类：无氧运动与有氧运动。无氧运动是锻炼肌肉强度与力量，举重、短跑与体操都属于这一类。有氧运动或者是锻炼心血管耐力的活动，指富有节奏的、连续的运动。跑步、游泳、自行车、越野滑雪、韵律操和步行都是有氧运动。运动中，氧气供应与需求相等。有氧运动的运动强度中等，但时间较长，运动强度可以用心跳速率（次/秒）或者氧气消耗量（升/分）来测量。"有氧"一词形成于数年前，它描述了基于氧气新陈代谢的生物反应。有氧运动增强心血管与肺部功能，增加耐力。大量的研究支持有氧运动有助于减少心脏系统疾病的结论，同时，有氧运动对克服恐惧、释放愤怒与焦虑的情绪确有巨大的作用。总之，目前的趋势是：有氧运动较无氧运动更受关注。

（一）体育锻炼的分类

1. 按代谢水平的高低进行分类

　　体育锻炼行为被定义为高于基础代谢水平，由于骨骼肌肉收缩或运动而引发的身体能量消耗增加。而身体的活动可以依据代谢水平的高低分为基线活动和健康促进行为两类。基线活动指日常生活中的低强度活动，包括站立、慢走和拿起轻的物体等。如果个体只进行类似上述的基线活动，我们就有理由认为其处于体育锻炼不足或久坐不动的状态。体育健康促进行为所指的行为是在基线活动基础上增加的、用于获得健康收益的活动，包括跳绳、舞蹈、举重、跑步、游泳等众多形式的体育锻炼行为。

2. 按目的进行分类

按参与体育锻炼的目的，可以将其分为健康相关体育锻炼和成绩相关体育锻炼两类。健康相关体育锻炼，指以增进健康，尤其以提高心血管适能和肌肉适能为目的的体育锻炼。成绩相关体育锻炼指专业运动员以提高运动成绩、运动表现或专项适能为主要目的而进行的体育锻炼行为。

3. 按水平进行分类

按个体参与体育锻炼的持续时间或强度变化，可将体育锻炼行为区分为不锻炼、低强度锻炼、中等强度锻炼和高强度锻炼。

（1）不锻炼

日常生活过程中，无超过基线水平的锻炼活动。

（2）低强度锻炼

虽然有超过基线水平的锻炼活动，但远远达不到每周累积150分钟中等强度体育锻炼或等量75分钟的高强度体育锻炼的标准。

（3）中等强度锻炼

每周参与累积150分钟至300分钟中等强度的体育锻炼或等量75分钟的高强度体育锻炼。

（4）高强度锻炼

每周累积超过300分钟中等强度的体育锻炼。

4. 按功能分类

体育锻炼还可以按照其功能划分为有氧活动、增强肌肉力量活动和增强骨骼活动三类。

（1）有氧活动

指有节奏地运动大肌肉群的活动。包括跑步、跳跃、跳绳、游泳、跳舞以及骑自行车等活动。有氧活动有助于增强心肺适能。

（2）增强肌肉力量活动

增加肌肉运动的各类活动，即通过抗阻力或一定量的负荷来实现增加肌肉力量的目的。对于青少年而言，增强肌力的活动可能是非组织的活动，如攀爬运动场上的各类器械、拔河；或是有组织的、利用阻力带所进行的各类锻炼活动。

（3）增强骨骼活动

促进骨骼生长和力量的活动。例如，青少年通过自身和地面撞击而产生力量的各类活动，以达到增进骨骼健康的目的，如跑步、跳绳、网球、篮球、跳房子、跳皮筋等。通过举例可知，增强骨骼的体育锻炼也可以是有氧活动和增强肌力的活动。

5. 按目的进行分类

按目的可以把体育锻炼分为四类、交通性体育锻炼、职业性体育锻炼、家务性体育锻炼和休闲性体育锻炼。上述体育锻炼行为的划分方法，主要是依据日常生活中，为实现不同目的而在交通、职业性工作、家务劳动以及休闲性活动过程中所出现的能量消耗活动。

（二）开展体育锻炼的原则

知道体育锻炼的好处容易，但是做到正确地对待却不那么容易，如体力劳动者总认为劳动就是运动，无须再进行什么体育锻炼；年轻人大多身强体壮，往往认为自己没有病不需要进行什么体育锻炼；而老年人和多病、体衰的人，当感到锻炼大有必要时，又总希望多进行一些运动，且运动量越大越好。怎样进行体育锻炼呢？

1. 锻炼前应做好医学检查

检查的项目有血压、心率、肺活量、胸围、呼吸差、体重、心电图、肾功能、肝功能、基础代谢率等，并做好记录。一方面便于经过一段时间的锻炼后，再进行一次检查，前后对比，可以了解运动量的大小、运动时间的长短是否恰当，锻炼是否有效果；另一方面通过检查可以了解自己身体的状况，以便在从事运动锻炼时能做到心中有数，以免发生意外。

2. 将锻炼融入生活中，随时随地锻炼

早晨醒来后，可以先伸几下懒腰，然后屈腿双手抱住在床上左右滚动，按摩脊椎，预防腰背疼；无论坐着还是站着、做饭还是洗碗、看电视还是织毛衣，都可以交替收紧和放松臀部、腹部和大腿部肌肉，以增强臀部、腹部和大腿部肌肉的力量，减少脂肪的积存，并能预防痔疮的发生。

3. 选择恰当的运动项目

众所周知，体育项目很多，如篮球、排球、足球、短跑、中跑、长跑、举重、滑冰、游泳、武术、登山等。不同的年龄适应于不同的体育项目。婴幼儿时期以活动性游戏为主，如游戏操、肢体被动和主动体操以发展运动系统功能。青少年时期以提高强力、耐力、柔韧性为主的运动，如体操、各种球类、跑步、游泳、武术等。中老年人选择运动项目要根据自己的年龄、身体素质、兴趣爱好、条件场地、原来锻炼的基础及其是否有利于终生坚持来选择一项或几项运动项目，如跑步、广播体操、太极拳、步行、气功等。对于衰老、卧床的老年人可选择床上运动，防止长期卧床造成的失用性肌肉萎缩，如下肢运动，活动膝关节、髋关节，锻炼腿部、臀部和腹部肌肉；上肢运动，活动肩关节和腕关节，锻炼上肢肌肉等。

4. 确定合理的运动量

一般说来运动量大小要循序渐进，特别是中老年人从事体育锻炼，运动量不能过大，但也不能太小，要随时调整。如果运动时，感觉胸闷、气促、头昏或运动后食欲减退，极度疲劳，说明运动量过大。如果运动中和运动后，身体无发热、出汗，心率没有多大变化，呼吸也不急促，说明运动量过小或运动时间过短，对促进健康作用不大。运动时感到身体发热、出汗，运动后感到周身轻松、舒畅，食欲和睡眠有所改善，说明运动量安排是合适的，对肌体会产生良好作用。运动量除根据自己的主观感觉测定外，还可根据运动中的脉搏数进行监测，40～49 岁以每分钟不超过 130 次为宜，50～59 岁以每分钟不超过 120 次为宜，60 岁以上以每分钟不超过 110 次为宜。

5. 体育锻炼应注意的事项

进行体育锻炼时应注意的事项包括：一是要量力而行，切忌争强好胜。二是呼吸要自然，有节律，切忌屏气使劲。三是动作宜缓慢柔和，切忌动作剧烈、快速、突然改变姿势。四是要循序渐进，持之以恒，切忌急于求成。五是锻炼时要平心静气，专心致志，切忌过分激动或心猿意马。六是饭后不宜做剧烈运动，身体健康而又经常参加运动的人，饭后休息一个小时就可以从事运动了；对不常运动者或体质较弱的人，间隔时间要长一些；吃了难消化的食物后，休息的时间也要长一些。七是运动中应少量多次饮水，达到止渴目的即可，切忌饮水过量。八是瘦人也需要锻炼。

（三）体育锻炼的生理效果

体育锻炼，可以看作是对健康的投资，这有点像在银行存钱。不同的是，它几乎没有利息，它是一分耕耘一分收获，一次锻炼的短期效果（神经的和荷尔蒙的）大概持续36个小时。参加体育锻炼后6~8星期才出现显著的生理变化。体育锻炼的生理效果能列成长长的表，令人印象极其深刻。如：降低休息时心跳、降低休息时血压、降低肌肉紧张度、提高睡眠质量、增强对寒冷与疾病的抵挡力，等等。

对于长期锻炼者还有如下附加的好处：一是减少身体脂肪，优化身体组成成分。二是增加心脏效率。三是减少骨矿质脱失。四是延缓衰老。五是提升对冷、热的忍耐力（适应环境能力）。

锻炼能够使一些器官长期高效地发挥职能，包括心、肺、毛细血管、肾、肌肉和骨骼系统。所以，许多研究者支持这样的观点：运动锻炼不是众多疾病的万能药，也不是青春之泉，但长期坚持锻炼，有益于身体健康和提高生活质量。

（四）体育锻炼的心理效果

游泳、跑步、散步或骑自行车这样重复的、有规律的运动提供了一种冥想形式，这样的运动能将大脑左半球的优势移到右半球。格拉瑟（Glasser）等人访谈了几位长跑运动员，结果表明，跑步提高了他们精神的感受能力，使得其在解决问题上有更好的想象力和创造力。在这些发现和其他的积极效果之间，心理学家对心血管运动作为一种压力应对技术产生了兴趣，研究得出的结论是，专业训练或者锻炼可以作为放松技术和应对压力的技术。下面是习惯性运动（尤其是慢跑运动）已有报道的心理学效果：一是提高自尊。二是提高自信和效率。三是提高机警性、感知和信息处理能力。四是增加被他人接受的感知力。五是降低沮丧和焦虑的感觉。六要降低对压力和紧张的敏感度。

科学研究已经确证，体育锻炼是保持健康所必需的。体育锻炼应该成为每个领导干部的生活方式。要从体育锻炼中获得最大的收益，那么一定要达到合适的强度、频率和持久度，并非运动量越大越好。同时为自己选择最好的训练方式，有氧或无氧的运动提供了非常好的宣泄情感挫折的方式，包括焦虑和愤怒。健全的精神寓于健康的身体，每位领导干部在繁忙的工作之余，最好为自己设计一个锻炼课程表，并严格执行。

第三节　领导干部的心理障碍辨别与调控

一　心理障碍的概念

心理障碍是指一个人由生理、心理或社会原因导致的各种异常心理过程、异常人格特征和异常行为方式，表现为认知、情感和行为等方面的异常改变，又称异常心理。心理障碍是一个人没有能力按照社会认可的适宜方式行动，其行为的后果对本人和社会都是不适应的。心理障碍既可能是功能性的，也可能包括器质性改变；既可能是轻微的心理问题，也可能是比较严重的心理活动紊乱，如精神分裂症、心境障碍、焦虑障碍等。

心理障碍人人都能遇到，一般在两周内可以通过自我调整以及寻求朋友亲戚、心理医生的帮助等方式恢复。但是，当挫折与冲突超出心理承受能力，或是长期持续的心理障碍得不到适当的调适时，就容易造成心理失衡，导致心理障碍、心理疾病的产生。

二　心理障碍的自我防治

(一) 神经衰弱的自我防治

神经衰弱是我国目前最常见的神经症，发病率高，占全部神经症的 58.7% 。在神经症中程度最轻，愈后一般良好，适当治疗能够完全恢复。精神因素是诱发神经衰弱的重要原因。凡能引起神经活动过度紧张并伴有不良情绪的情况都可能是神经衰弱的致病因素。神经衰弱自我防治的主要方法有以下几种。

1. 保持良好心态

保持一个乐观、知足常乐的良好心态，在面对社会竞争和个人得失的时候，要正确认识挫折，避免心理失衡。

2. 规律作息

建立起一套健康、规律的生活制度，维持正常的睡眠和觉醒节律，在"习惯成自然"中收获良好睡眠。

3. 创造睡眠条件

在入睡前应该注重创造一个有利于睡眠的环境和条件，如睡前半小时洗热水澡、泡脚、喝牛奶等，并长期坚持，形成一定的"入睡条件反射"机制。

4. 适度体育锻炼

白天适度的体育锻炼，能够帮助患者放松神经。

（二）焦虑症的自我防治

焦虑症的自我防治方法主要有以下几种。

1. 正确对待焦虑症

应充分认识到焦虑症不是器质性疾病，对人的生命没有直接威胁，患者不要对此产生任何精神压力和心理负担。

2. 树立战胜疾病的信心

应当了解和掌握焦虑症产生的原因，树立起"自己所担心的事情是根本不存在的"的坚定信念，并且相信只要经过适当的治疗，焦虑症是完全可以治愈的。

3. 学习自我调节和控制情绪的方法

应当在医生的指导下，学习掌握一些调节情绪和自我控制的方式方法，如心理松弛、转移注意力、排除杂念等，培养其他的兴趣和爱好，使心情豁达开朗。通过情绪调节达到顺其自然、泰然处之的境界。

4. 正确应对各种急难事件

应当坚持学习和掌握一些应对危机事件的处理方法，提高应对危机的处理能力，增强心理防御能力。

5. 争取家人和朋友的支持

在必要的情况下，积极争取家属、同事的关心和理解，争取组织上的支持和帮助，尽可能解决好引起焦虑情绪的具体问题、具体事件。必要时应当辅以药物治疗。

（三）社交恐怖症的自我防治

恐怖症又称为恐怖性神经症，是以恐怖症状为主要临床表现的一种神经症。恐怖症的病因未明，遗传因素可能与发病有关，也有人指出尚无证据表明遗传在该病的发生中起重要作用。患者在病前性格偏向于幼稚、胆小、含羞、依赖性强和内向。青年期与老年期发病者居多，女性更多见。恐怖症一般愈后较好。我国各地调查患病率的平均值为2%左右。

社交恐怖症是恐怖症中最常见的一种，约占恐怖症人群比例的一半。因此将重点介绍社交恐怖症自我防治的方法。

1. 战胜自卑，增强自信

从心理上去掉自卑感。若带着消极的心理，常常会使自己不愿多说话。要增强自信，从心理学角度来说，自信就是自我接纳的程度。一个能完全接纳自己的人是非常自信的，反之则自卑。

2. 克服害怕心理

社交恐怖症主要是由一种"怕"的心理引起，如怕见陌生人、怕表现自我等。这种病症是在多年的日常生活、工作学习中形成的，因而防治就需要在长期的日常生活、工作学习中，逐步培养对外界的适应能力，有意识地多接触周围的人和事。

3. 举止应尽量随和，不要过分注意自己的举止

正常的社交活动，并不带有什么神秘的色彩，只不过是人与人的交往与应酬。因此，过分注意自己社交中的言谈举止是多余的，随和、大方、自然，平时怎么说、怎么做，社交中也如此，时间长了，进行社交也就习惯了。

（四）抑郁症的自我防治

抑郁症是指一种以持久的抑郁心境为主，并伴有焦虑、空虚感、疲惫、躯体不适应和睡眠障碍的神经症，是比较常见的心理疾病之一。其躯体症状主要表现为：疲乏、头痛、耳鸣、心悸、胸闷、腹胀、便秘、失眠、多梦、食欲减退、注意力分散、记忆力下降等，而且这些症状可以因情绪改善而减轻甚至消失。抑郁症是精神科自杀率最高的疾病，被称为精神病学中的"感冒"。长期抑郁会影响正常的工作和生活，甚至导致自杀。

抑郁症自我防治的主要方法有：第一，坚持正常活动。有的患者本来可以正常上班、正常做家务，却不去做，这是非常有害的，越是这样患者越容易感到自己没用。实际上患者有能力完成工作任务，有能力搞好家务。第二，及时肯定自己。每天晚上睡觉以前，要充分肯定自己在这即将过去的一天的成绩和进步，不讲消极的东西。能写日记最好，把好的体验、进步、成绩记到日记上。天天都这样记日记，会觉得生活越来越有意思。第三，不向亲友谈消极的东西，亲友也不听患者消极的言谈。这并不是不同情患者，主要是亲友听患者谈消极的东西，会强化他们好谈消极的东西。只要不断地强化自己的积极情绪，抑郁状态就会越来越少，直至消失。第四，对于抑郁症，自己是最好的心理医生，同时要注意及时就医治疗，心理调整和药物治疗必不可少，避免症状加重造成更大的影响和危害。

（五）精神病的早期识别

精神病是一种严重的心理障碍，患者的认知、情感、意志、动作行为等均可出现持久的明显的异常。自然病程多迁延，呈反复加重或恶化。本病主要靠药物治疗，愈后不良。由于人们对精神疾病知识的缺乏，往往对精神病的早期病态思维和行为改变缺乏认识，以致病情发展到了很严重的程度，甚至出现行凶、自杀等行为时才意识到问题的严重性，从而延误了最佳的治疗时机。那么，精神病的早期表现到底有哪些呢？人们又该如何识别呢？

1. 性格改变

性格改变往往是许多精神病患者的早期症状之一。例如，原来活泼开朗、热情好客的人，变得沉默少语，孤僻独处，不与人交往；原来爱整洁的人变得不修边幅、不讲卫生；原来工作积极、遵守纪律的人变得自由散漫、工作拖拉、无故旷工，对批评满不在乎。凡此种种均应引起注意。

2. 情绪异常

情绪异常主要表现为对周围环境的变化十分冷漠，对亲人冷淡不关心，与朋友疏远，对周围事情不怎么感兴趣，常常因为一点小事发脾气或无缘无故地紧张焦虑、害怕等。

3. 敏感多疑

有的早期精神病患者会变得敏感多疑，主要表现为对周围人的一言一行特别敏感，常常觉得周围环境的气氛发生了变化，人们的神色有些反常，认为什么事情都与自己有关或者会对自己不利。

4. 言行怪僻

行为逐渐变得怪僻、难以理解，表现为：自言自语，常发呆发愣，蒙头大睡或外出游荡；经常给他人写情书，虽遭对方明言拒绝，仍纠缠不休；怀疑自己患了绝症，经常去医院，虽经检查排除器质性疾病，但仍坚信自己患了癌症。

根据以上情况，如果患者没有遭受不良生活事件的刺激，躯体及神经系统没有器质性损害等，应考虑其目前的症状是精神病的早期表现，应尽早到精神病专科医院就诊，以便早诊断、早治疗。

第四节　领导干部心理危机干预能力提升

一　心理干预技术

相比于行为主义认为外界事件直接引起行为，认知理论认为认知是情感和行为反应的中介，引起我们情绪和行为困扰的不是事件本身，而是人们对事件的解释。合理的认知产生合理的情绪和行为反应，反之，不合理的认知产生不合理的情绪和行为反应。

由此，从认知理论出发的认知疗法不同于行为疗法，不仅重视不良行为的矫正，而且更重视改变人的认知方式，同时也不同于精神分析，它重视人的认知对其身心的影响，重视意识中的事件而不是潜意识。认知疗法将心理治疗的症结放在认知上，纠正患者那些可以用语言描述的观念、想法和信念，解决患者的认知偏差。

根据认知理论的原理，健康工作者开发了情绪 ABC 疗法和语义分析法等方法。

（一）情绪 ABC 疗法

情绪 ABC 疗法认为激发事件 A 只是引发情绪和行为后果 C 的间接原因，而引起 C 的直接原因是个体对激发事件 A 的认知和评价产生的信念 B，即人的消极情绪和行为障碍结果（C），不是由某一激发事件（A）直接引发的，而是由经受这一事件的个体对它不正确的认知和评价所产生的错误信念（B）所直接引起。

甲：假如有一天，你到公园的长凳上休息，把你最心爱的一本书放在长凳上，这时候走来一个人，径直走过来，坐在椅子上，把你的书压坏了。这时，你会怎么想？

乙：我一定很气愤，他怎么可以这样随便损坏别人的东西呢！太没有礼貌了！

甲：那我现在告诉你，他是个盲人，你又会怎么想呢？

乙：哦，原来是个盲人。他肯定不知道长凳上放有东西。谢天谢地，好在只是放了一本书，要是油漆或是什么尖锐的东西，他就惨了。

甲：那你还会对他愤怒吗？

乙：当然不会，他是不小心才压坏的嘛，盲人也很不容易的。

同样一件事情，也就是我们情绪疗法中的 A 是一样的，即压坏了书籍，但是后面的情绪反应却是不一样的，就是 C 表现得截然不同。差别在哪里？在于 B。最开始的时候，B 认为来的人把书压坏是故意的行为，从而 C 感到愤怒，当 B 觉得因为来的人是盲人，看不见才把书压坏，C 变成了一点也不愤怒，同情盲人，庆幸凳子上的是书而不是油漆。

在公务员群体中，有些人由于对新环境的适应能力较差，自我认知和定位不准，再加上自我调节能力不足，会出现一些情绪低落、身心疲惫、兴奋点低的心理问题和抑郁症状。由于公务员不同于企业、事业单位的员工，其群体中的每一个个体都代表着政府的形象，在自我认知与他人认知上存在着分离，这就可以用情绪 ABC 疗法来调节自身的认知，以达到个人、社会、环境的统一。

案例：这是我第三次看这本《沧浪之水》了，也是最后一次，我不想再看它，合上这本书的时候，我觉得累了。

当我觉得累的时候，我只能叹息。不能对朋友讲，他们会说，你这么好的工作还无病呻吟？……不能对父母讲，他们谆谆教导我，天将降大任于斯人……不能对同事讲，同事再亲密，也不能把他们当作朋友……更不能对领导讲……

当我来到这个城市，进入政府大院的时候，我把酒红色卷曲的头发拉直变回了黑色，我把自己喜欢的风格的衣服束之高阁，我用洗甲水把指甲上涂的颜色洗掉，我把床头上的吴若权、张小娴和村上春树换成了《沧浪之水》和《公文写作》……

我逐渐熟悉了这个环境，熟悉了自己的身份，熟悉了一切，我却觉得累了。我明明看到我的同学们，他们依旧神采飞扬，依旧那么快乐。而我，穿着那些颜色沉稳的衣服，永远是那些正式的式样，永远妆容端庄，永远低眉顺目，因为单位里没有人比我官职更低，这个是处长，那个是科长，那个是室主任……我每天谦恭地对别人笑着，我想，我是真的累了。

从以上的案例可以看出，公务员个体出现了轻微的持续时间不长的抑郁情绪，咨询师可以通过六个步骤来缓解公务员的抑郁情绪。第一步，理清来访者心中已经存在的 ABC。案例中，A 是公务员的工作性质；B 是同学们神采依旧，快乐依旧，而我永远低眉顺目，谦恭微笑；C 是情绪抑郁。第二步，指导来访者认识不恰当的观念和自己的问题。案例中，公务员的工作性质并不是导致来访者情绪抑郁的直接原因，而是来访者认为同学们依然很快乐，而自己低眉顺目。事实上，每一个职业都有一定的弊端，在企业工作的人，经常因为加班和工作性质的多变而压力巨大。第三步，启发来访者寻找自己错误的自动化思维，并对其进行讨论和评价。公务员个体在考虑问题时，要主动避免负面的观念，尤其是一些不假思索、自动"跳出来"的负性的想法，养成有意识地积极思考的能力。比如在公务员群体中，要克服"随大流"，认为不正之风横行等想法。同时，借鉴归因理论的观点，要克服不良的消极的归因。第四步，通过一定的治疗方法改变原有的认知歪曲，形成正确的认知。第五步，取得正确可靠的治疗结论，对治疗效果进行评估。第六步，来访者认知方式的转变，并在生活中正确、自觉地使用认知治疗方法来修正自己的认知。

当然，面对抑郁的情绪，除了通过情绪 ABC 的治疗方法改变认知，消除负性想法，其他的方法也可以同时进行，如扩大交际面、增加社会支持。社会支持理论认为，一个人拥有的社会支持网络越强大，就越能够应对来自各种环境的挑战。有抑郁倾向的公务员个体，要乐于与人接触、善于与人交往、勇于开放自己。当孤独感减少，愿意倾听和帮助自己的人增多，自然抑郁的情绪会被愉快和温暖所替代。

（二）语义分析法

语义分析法是一种严密和抽象的逻辑语义分析方法，对句子进行语义分析，从而揭示和纠正深层错误观念。语义技术分析主要针对来访者错误的自我观念。这些自我观念常常表现为一种特殊的句式，即"主—谓—宾"的句式结构，比如"我很笨"这是一种逻辑判断式的句子，一旦来访者用这种结构来表达对自我的态度，他就有可能用这个判断来概括一切行为。

语义分析可以根据句子的结构逐一改变错误的认知。仍然根据"我很笨"来理解，作为主语的"我"包括了与"我"有关的各种客体或者与"我"有关的各种行为（如我穿马路、我聊天等），也就是说与"我"有关的各种客体和行为都是很笨的，这样的句子显然没有逻辑意义，因此我们完全可以说"我上次做的那件事情是很笨的"。

二　领导干部心理危机干预

（一）心理危机概述

心理危机是指由于当事人突然遭受严重的灾难、重大生活事件的伤害或过度强烈的精神压力，使生活状况发生明显的变化，尤其是出现了超出自己的生活条件、知识和经验而难以克服的困难，以至于陷入痛苦、不安状态，常伴有绝望、麻木不仁、焦虑以及躯体症状和行为障碍。

领导干部和普通人一样，也会经历心理危机。从近年来发生的一些领导干部自杀事件来看，除个别领导干部确实因涉及腐败而畏罪自杀外，多数以自杀来结束生命的领导干部是心理健康出了问题，其中很多是由个人长期抑郁、个性缺陷、自控能力失衡所致。由于领导干部对党和国家的事业发展负有重要职责，因而领导干部自杀事件不同于普通人，不但直接影响到自己和家人，而且影响到了工作和事业发展，造成了一些负面的影响。虽然领导干部的自杀事件为数较少，但是仍要高度重视领导干部的心理危机干预问题，当然，也不能谈"危机"色变，只要应对和管理方法得当，心理危机是可以得到有效预防和干预的。

1. 领导干部心理危机产生的原因

领导干部心理危机产生的原因很多，与国内外形势的深刻变化对各级领导干部提出的诸多挑战有关，包括知识社会对执政能力提出的挑战、行政问责对依法行政能力提出的考验、以人为本对科学执政能力提出的考验，还有面对艰巨繁重的改革发展稳定任务时，来自因能力素质不高而产生的内心压力，各种压力最终导致负性情绪的产生。这些负性情绪包括自我效能感降低、工作网络的缺失、缺少支持、内心孤独、心理疲惫浮躁，等等。

2. 应对心理危机的不同结果

由于心理危机产生的原因不同，领导干部的心理状态不同。因此，每个人处理心理危机的方法不同，后果也会不同。一般来讲有四种结局：第一种是顺利度过危机，并学会了处理危机的方法策略，提高了危机应对水平；第二种是度过了危机但留下心理创伤，影响今后的社会适应；第三种是未能度过危机而出现严重心理障碍；第四种是经不住强烈的刺激而自伤自毁。从总体上来看，各级领导干部心理是健康的，坚定执着、乐观自信、沉稳平和、奋发有为，危机反应无论在程度上还是时间上，都不会带来生活上永久或者是极端的影响。但是，对于一些极个别的有个性缺陷、患有精神疾病的干部，在面对过强和持续时间过长的心理危机时，会出现非常时期的非理性行为——自杀，冲击和妨碍正常的社会生活。

（二）自杀危机干预

自杀是指主体自愿采取各种手段结束自己生命的行为。自杀是生命的自我毁灭，无论对社会、家庭还是对于个人，其危害都是巨大的。在中国，每年至少有 25 万人死于自杀，年自杀率为23/10 万。中国心理卫生协会资料显示，自杀在中国已成为仅次于心脑血管病、恶性肿瘤、呼吸系统疾病和意外死亡的第五大死亡原因。自杀多见于精神病患者，几乎所有的自杀者都伴有抑郁情绪。

1. 自杀者心理分析

自杀的原因可以分为三类：精神疾病导致自杀，躯体疾病导致自杀，非疾病（普通人群）自杀。不同自杀原因有不同的心理特点，具体为：首先，精神疾病是导致自杀的主要原因，而自杀是精神病患者死亡的主要原因。一些心理疾病如焦虑症、强迫症、癔症、恐惧症、抑郁性神经症等患者也有自杀现象发生。一些人格障碍、性变态患者也有自杀倾向。其次，躯体疾病也是导致自杀的常见原因。一些难治性的疾病往往对患者构成很大的心理压力，甚至导致精神崩溃，如癌症、艾滋病、一些难治的慢性疾病，还有一些意外事故导致躯体残疾等，因无法改变残酷的现实，为摆脱痛苦选择自杀。最后，非疾病（普通人群）自杀者的心理特征。不良的性格特征是使人走向极端的影响因素，如对全社会特别是对周围人群抱有深刻的敌意，戒备心理较强，喜欢从阴暗面看问题；缺乏决断力，遇事犹豫不决，没有主见。

2. 自杀心理干预

自杀是完全可以预防的。自杀者从产生自杀念头到付诸实施，要经过一段时间，如果在这期间，周围的人能捕捉到当事人的异常变化，做好自杀的早期发现和预测，自杀完全可以预防。自杀者自杀前会有种种信号，预防自杀的有效手段是精神疾病的早期诊断和及时治疗。医学研究报告指出，自杀的人当中至少八成在生前患有抑郁症，这意味着抑郁症是大多数自杀者在生前共同的痛苦表现。除抑郁症患者外，精神分裂症、躁郁症、恐惧症、强迫症等病患者，也是自杀的高危人群。可见，精神疾病的早期诊断和及时治疗可有效地预防自杀。

自杀的个人预防。树立远大的志向，提高认识水平，理智分析挫折、调控情绪，不要被一时的情绪所左右；不要被一时的困难所吓倒；平时要注重自身的心理素质教育，掌握必备的心理健康保健知识和心理调适方法，首先使自己成为一个心理健康的强者，并惠及他人；当个体遇到巨大心理压力的时候，可以向亲朋好友寻求帮助，向心理专业人士寻求帮助，接受心理援助。

第五节　心理健康调节的中医方法

一　中医认知心理疗法和中医行为心理疗法

（一）祝由暗示法

暗示是用间接的方法诱使个体按照一定方式行动或接受某种信念与意见的心理过程。暗示的种类很多，根据其目的性可分为自然暗示和有意暗示；根据其作用效果可分为积极暗示和消极暗示；根据其施行者和接受者的关系可分为自我暗示和他人暗示。暗示的刺激方式或手段可以是言语、文字、表情、手势、物体、情境等。祝由的治疗机制是先知其病由，而后知其所胜，也就是首先知晓控制患者、导致其心身迷乱的原因为何，然后找到针对这种迷乱物的克制方法。祝由过程是顺势利导使患者接受心理暗示的过程。所谓心理暗示是以间接、含蓄的方法对别人的心理和行为施加影响。暗示作用往往会使别人不加批判地接受一定的意见或信念，并不自觉地按照一定的方式行动。暗示其实就是情感和观念不同程度受到别人意识影响的现象。

（二）气功疗法

气功通过调神来促使气机协调，以实现防治疾病的目的，其中要用到大量的自我心理暗示。气功就是通过自我心理调整，促使生理功能变得协调，以防治疾病。气功疗法的特点如图6-1所示。

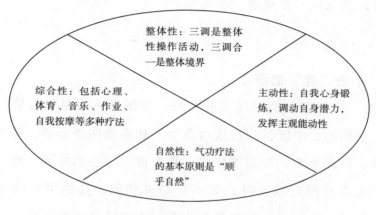

整体性：三调是整体性操作活动，三调合一是整体境界

综合性：包括心理、体育、音乐、作业、自我按摩等多种疗法

主动性：自我心身锻炼，调动自身潜力，发挥主观能动性

自然性：气功疗法的基本原则是"顺乎自然"

图6-1　气功疗法的特点

二　中医情志疗法

中国古代的医学家经过不断的实践研究，将人的情绪总结归纳为七种，即喜、怒、忧、思、悲、惊、恐，称为七情，合为情志。情志疗法是中医体系中纯心理的干预治疗方法，其中一个重要特点是不用药。中医认为任何一种情绪持续时间过长、程度过深，都可能导致明显的心理问题，进而引发躯体疾病。正如《养性延命录》一书所阐述的那样："喜怒无常，过之为害。"任何事物的变化，都有两重性，既能有利于人，也能有害于人。在正常情况下，七情活动对机体生理功能起着协调作用，但若过度，则对机体有害。情志疗法是借用五行相生相克原理实施，即用一种情志去克制、治疗另一种过度的情志。

五行之间相互促进的关系称之为五行相生，即木生火，火生土，土生金，金生水，水生木；五行之间相互制约的关系称之为五行相克，即木克土，土克水，水克火，火克金，金克木。应用在情志上，即为怒生喜，喜生思，思生悲，悲生恐，恐生怒；怒克思，思克恐，恐克喜，喜克悲，悲克怒。

（一）喜

1. 中医"喜"的概念

"喜"一般指高兴、愉快的心情，中医里主要是指狂喜、欢喜过度。喜伤心，中医认为过度的高兴、欢喜能伤及心脏，轻者可出现心悸、烦躁不安、失眠等症状，重者可引发心肌梗死。此外，喜也可扩大为骄傲自满、自大等不良心理状态，其结果可能导致人工作、考试、比赛等发挥不好而失败。古有范进中举乐疯，今也有人因突然中大奖等大喜而乐极生悲，给心理及身体造成过度伤害。

2. 喜的治疗理论

大喜过度，主要的治疗方法就是用恐胜之，而悲和怒也能用于辅助治疗。《吴医汇讲》中认为喜为心志，属火，恐为肾志，属水，水能克火，故恐可治疗喜引起的症状。此外，悲和怒也可用于辅助治疗大喜过度引起的疾患，这在中医历史上也有记载。因此，喜的治疗原则可以归纳为：用不愉快的情绪来抵消过度的惊喜。

3. 喜的治疗案例

《儒门事亲》一书记载：某人因为欢喜过度而生病，虽病却成天笑个不停。请了不少郎中，医药无效。后来，来了一位名医，知道致病原因后，于是给这个患者假装把脉，把完脉就对家属说：

"准备后事吧，这种病无药可救。"说完就走了。既然名医都这么说了，患者一听自己要死了，出于对死亡的恐惧一下子就哭了起来，而所患的疾病竟然一下子就好了。这时，名医再次出现，说明了自己故意这么说的原因后，患者悲伤即刻消失，恢复正常。恐治喜操作要领与步骤：第一，快速观察、诊断患者心理状态；如时间充足可追溯其疾患引发原因。第二，抓住患者最害怕的多件事情，从中选取可用于惊吓致病的。人人皆惧死，以死相恐，是常见方法。最好选用权威或患者信赖的人士实施以恐治喜。第三，严格控制对患者的恐吓程度，避免过度恐吓；应及时给予患者恐吓的解释，及时消除其恐惧心理。

（二）怒

1. 中医"怒"的概念

"怒"指发脾气、暴怒、生气等。愤怒可以伤及肝脏，而肝脏管理着血液的存储与释放。大怒和常怒的人容易导致肝气郁结，出现呕血、瘀血等疾病，严重的还可诱发心脏病。愤怒的人，往往容易冲动，产生过激行为，不仅伤害他人，也会给自己带来苦果。

2. 怒的治疗理论

愤怒的治疗一般用悲和喜，怒属木，悲属金，金克木。悲对于消散内郁的结气和抑制兴奋的情绪有较好作用。简单说来，就是通过揭人短处或提及患者伤心往事等办法让愤怒的人感到自卑或悲伤，从而缓解其愤怒的程度。但以悲解怒往往有些负面的情绪不易控制，而用让人喜悦的事情去调节患者的愤怒也能收到很好的效果，所以一般而言用"喜"辅助治疗"怒"也是一种较好的选择。

悲的疗法可以在喜疗失败后实施，但是不能与喜疗同时进行，因两者相克。悲的疗法主要包括两个层面的意义：一是使患者悲伤，化解愤怒情绪；二是让患者自卑，控制愤怒情绪。

3. 怒的治疗案例

在《儒门事亲》中有一例用喜来克制怒的故事：名医张子和，善治疑难杂症，在群众中有较高的威信。一次一个名叫项关令的人来找他给妻子看病，他的妻子得了一种怪病，怒骂无常，饮食难进，虽知饥饿，却不想进食，常常失眠，身体消瘦。原来，他的妻子婚后多年未能生育，也许是因为家人、父母的责怪，她的脾气渐渐恶劣，容易发怒，常与家人争吵，甚至扬言要杀人等，使一个本来和睦的家庭变得鸡犬不宁。在求助于张子和之前，也看过很多医生，服用了大量的药物，但未能见效。张子和通过了解和观察，觉得可用滑稽的娱乐表演来试一试。于是项关令和家人按照张子和的建议找来两个妇女，让她们涂抹打扮，做出要唱戏的样子，只是两人脸上涂抹得红一块、青一块的，人不像人，鬼不像鬼，还故意洋相百出。项的妻子见状，忍俊不禁，捧腹大笑起来。这一高兴，病就减轻一些了，当晚，患者觉得困倦，于是顺利入睡，失眠问题得到解决。第二天，张子和又建议请来两位食欲旺盛的本地妇女，在患者面前狼吞虎咽大吃大喝，边吃边夸奖饭菜是何其美味可口，项的妻子看着看着，也不知不觉地跟着吃起来。心情好转，怒所引发的病症就不治而愈，日后也未见复发，后来项的妻子终于为其生得一个儿子。

案例中用喜克制怒，其中的喜包含两层意思：一是幽默，用幽默的表演令患者开心。在古代，要看一场文艺节目并非易事，偶尔一看，效果确实不错。今天来说，选择一部幽默搞笑且患者喜爱的喜剧片同样有效。二是鼓励。让饭量惊人的妇女在患者面前"表演"吃喝，无疑是一种鼓励和树立榜样的策略，但前提是患者的怒气有所消除。还需要注意一个问题，在这个治疗过程中，作为策划者的医生张子和自始至终都没有在患者面前出现过，才使得滑稽表演和吃饭鼓励得以奏效。因为人皆有逆反心理，尤其是愤怒的人，其对人的戒备心理更强烈。如果患者识破医生出于治病目的故意安排的表演，就会产生反感和心理抵触，再好的表演也失去了价值。由其家人主导这些表演并陪同观看，显得极其自然，更利于患者接受。

（三）忧

1. 中医"忧"的概念

"忧"指忧愁、苦闷、担忧等心理活动。忧愁的人心情抑郁，意志消沉，悲观失望；忧愁的人大脑功能受到抑制，做事发挥也不佳。中医认为忧伤肺，即忧能伤及肺脏，使气体交换受阻，可出现咳喘、呕吐、食欲下降、阳痿、癫痫等症状。

2. 忧的治疗理论

忧伤肺，五行属金，治疗用喜（喜属火），火克金。即用高兴的、可笑的事情，或让其觉得有面子，或用鼓励等方式来干预，使之转忧为喜。《吴医汇讲》中认为肺主气，忧使气闭塞不通；喜则具有和气达志，疏通营气、卫气的作用。

3. 忧的治疗案例

在《续名医类案》一书中有这样一个故事：一官员宴请宾客，席间有一道菜以整根的萝卜做成。其中一个萝卜很大，宾客饶有兴致地谈起这个难得一见的大萝卜。官员看到客人盛赞自己的萝卜，也很高兴，加之酒劲已起，他乘兴说道："这有啥稀奇的，我家还有大得像人的萝卜呢。"客人听了，觉得他是在吹牛，都尴尬地笑起来。宴席散了，官员酒醒一些，回想自己席间说的话，觉得实在有失身份和水准，很丢脸，于是后悔不已，忧心忡忡，不久就患上忧郁病，吃了很多中药也没有明显好转。好在他的儿子知道原因，于是想出一计，试着给他挽回些面子。改日再次宴请宾客，吩咐人用其他材料做了一个大如孩童的萝卜。上次发笑的宾客悉数到场，家人搀扶着患病官员出来，该官员一眼看见桌子上的大萝卜，不禁高兴起来："诸位请看，确有人一样的大萝卜嘛。哈——哈——哈……"宾客考虑到他的病情，于是迎合着说："是啊，是啊，真是难得一见。"其实呢，他生病可能是庸人自扰，客人早就忘了他那些开玩笑的言论了。

案例中的治疗方法实在简单不过，几乎没有专业医生的参与，更谈不上运用了什么千年后西方心理科学家的研究成果。如果用现代医学、心理学去解决，程序可能会更复杂，疗程也会长一些。

（四）思

1. 中医"思"的概念

"思"指思虑过度、空想、幻想、猜疑，由此造成错误的思想认识，并给自己明显的精神压力等。思过度会伤及脾，而脾主管血液运化和肌肉四肢的功能。思过度，会使人出现消化不良、头晕目眩、怔忡心悸、失眠多梦、神经衰弱等症状。

2. 思的治疗理论

《吴医汇讲》中认为：脾产生了思，肝产生了怒，脾属土，肝属木，木能克土，故怒可治疗思引起的症状。思的治疗用怒，即故意使之愤怒，或者采用激将法等。由于愤怒可以刺激人体激素分泌，因此被激怒的人往往精神得以振奋。在实践过程中，也可以用喜来配合怒的疗法，使疗效得到提升。此外，也有尝试用恐治思的治疗方法，即通过刺激惊醒患者，使其恢复正常思维。

3. 思的治疗案例

《儒门事亲》中记载：一个大户人家的妇女，家财万贯，不慎患上了思虑的疾病，总是想一些问题，尤其是在晚上睡觉后，大脑反而兴奋得左思右想，因此导致失眠三年多了，两眼凹陷，身体每况愈下，成天无精打采。她的丈夫遍求名医，可是吃药无数，什么安神补脑、人参滋补等，仍旧不见效。后来，只好去请当时名医张子和诊治。张子和诊断后，又结合妇女的治疗史，认为患者是久思成病，必须使其发怒才可见效。于是张子和与其丈夫"合谋"故意激怒患者。他让患者丈夫每日买好酒好菜、山珍海味招待他，而且还要当着患者的面大吃大喝，这还没完，张子和喝醉之后，还故意胡言乱语。如此数天，却不提看病诊断，反而向患者索取昂贵的治疗费用。患者终于忍受不住，破口大骂张子和，要丈夫把张子和赶出去，丈夫不从，患者竟自己从床上下来亲自动手。闹了半天，浑身疲倦，一身大汗，天刚黑，患者就觉得困倦，随即沉睡。从此失眠问题得到根治，不再思虑，身体渐渐康复。

怒能治疗思病，原理很简单，但是如何实施治疗过程，则是因人因事而异。有借助夫妻猜忌来"制造"愤怒的，也有使用无理取闹实现的。名医张子和则是牺牲了自己的名声，做出一副无赖庸医的模样激怒患者。值得注意的是：张子和在激怒患者之后，并未马上停止行动，而是设法让患者"自己起床赶人出门"，这也算是一种特殊的"运动疗法"。患者因为这样的运动，出了一身大汗，一些毒素得以排除，身体得以调理，虚弱的身体便能快速康复。此时，如再结合中药治疗，更显效果。

医生牺牲自己的名声来为患者治病，这种大无畏的精神及淡泊名利的思想，值得今人学习。在各种史书记载的中医心理治疗案例中，也有医生数年后才告诉患者治疗缘由的，患者也许因此埋怨、误解医生数年，但是一朝心结解除，不由拨云见日，豁然开朗，反而对医生大加崇敬，并传为佳话。当然，今天的医生一定要尊重患者的"知情权"，在医患矛盾突出、医疗纠纷频发的今天，一名心理医生一定要好好把握分寸，避免患者"误会"给自己带来不必要的伤害。

（五）悲

1. 中医"悲"的概念

"悲"指悲怆、伤心、哀痛。悲伤肺，悲能耗伤肺气，导致咳、肺痨、失眠、癫痫等症。悲过度的话，会使人出现呼吸困难、胸口疼痛等症状。

2. 悲的治疗理论

《内经》中指出：忧则气结，喜可使血脉畅，悲伤者往往忧伤过度又因喜属火，悲属金，火能克金，故应以喜治疗悲引起的病症，悲伤的治疗主要用喜，就是用高兴的事情去调节悲伤的情绪。此外，思也有助于悲伤的治疗，帮助患者恢复理智，得以科学而成熟地看待现实问题。

3. 悲的治疗案例

《儒门事案》记载：一青年，其亲人赶路时遇到土匪杀人越货而死，年轻人听闻不禁悲痛大哭，并觉得腹部胀满，疼痛难忍。请来很多医生，也吃了不少中药，但没有一点效果。当时的名医张子和出诊，看到患者旁边有巫婆在"作法"（古时人们迷信巫术驱邪治病），便学起了巫婆的举止表情，并以张狂和幽默的语言来戏谑患者。患者看后大笑不止，疼痛瞬间消失（或是因转移了注意力忘了疼痛），不几日，腹部胀满也渐渐消散。

悲引起的疼痛疾病用喜治疗十分巧妙。现代医学认为人有"痛阈"即人体能够承受一定的疼痛刺激，引起疼痛的最低限度称为痛阈。痛阈因人因时而异，痛阈越高，越能抵抗疼痛。悲伤的人，心情低落，痛阈往往大大降低，轻微的刺激也能引起明显的痛感。案例中，医生用喜治疗，妙就妙在愉悦、积极的心态可以提高痛阈，增强人体免疫能力。

（六）恐

1. 中医"恐"的概念

"恐"指恐惧不安、紧张和继发的胆怯。恐伤肾脏，而肾掌管着生长、发育和生殖，并连通大脑。人体元气由肾生成、贮藏，恐使元气下陷，耗伤元气，影响人体生殖功能，严重者可出现神经错乱、癫痫等症状。

2. 恐的治疗理论

《吴医汇讲》中认为：思者自有主见，恐难动摇其情志。思属土，恐属水，土能克水。恐的治疗用思，就是用科学合理的思想去帮助患者正确认识问题，从而不再恐惧。因为人总是对未知的、陌生的事物抱有戒备、恐惧的心理。

3. 恐的治疗案例

《晋书·乐广传》中记载：晋朝有个叫乐广的人，喜好饮酒。

一次他请朋友到家里做客饮酒，朋友喝了一口酒，准备把杯子放到桌上的时候，突然看见杯子里隐约浮着一条小蛇，心里顿时忐忑不安，但碍于情面还是勉强喝了那杯酒。回家之后，朋友以为自己肚子里有条蛇，于是惊吓得一病不起。乐广听说后，有些吃惊，派人问候，才知其中缘故。于是，乐广怀着好奇心，想查明蛇的来源。他仔细地观察了一遍自己家，终于发现墙上挂了一把弓，弓的影子倒映在酒杯里看起来很像一条小蛇，看来朋友是被这个影子给吓着的。乐广于是再次邀请朋友，重现当晚饮酒时杯中蛇影的情景，朋友一见，承认是这个东西吓着自己，乐广再解释那是墙上弓的影子投射所致。于是朋友豁然开朗，精神即刻好转，疾病不治而愈。

杯弓蛇影，我们一般当作笑话来看待，其中却包含了巧妙的中医心理治疗方法。假象导致恐惧，人们对未知的事物和现象往往容易产生恐惧感，一旦认识清楚之后，恐惧也就随之消失了。

（七）惊

1. 中医"惊"的概念

"惊"指突然遇到惊恐之事，以致惊慌失措，恐惧不安。惊则气乱，心神不宁。惊伤心神，可致气血失调、失眠、心悸和惊厥。《小儿药证直诀》中明确指出"惊为心病"。

2. "惊"的治疗理论

"惊"的治疗用思，思属土，惊属水，土克水，让患者惊恐的情绪得到排解。除此之外，也可以惊恐抑制惊恐。给予患者相同的惊恐刺激，目的是使患者习以为常，见怪不怪，胆子大起来，疾病即可痊愈。这类似于现代西方心理学里的"脱敏疗法"。惊与恐有相似之处，五行均属水。另外，还可以用喜来干预，这里的喜主要是指鼓励、壮胆等手段，因受惊吓后，人的胆量会变小。

3. "惊"的治疗案例

《儒门事亲》一书中记载了这样一个例子：一户人家里半夜遇到贼偷，贼偷弄响了屋子里的东西被主人发现并被赶跑后，这家主人的妻子却落下了病根：害怕声响，家里轻微的响动也会让她胆战心惊，半夜睡觉时也常被轻微的风声、雨声吵醒。草木皆兵，简直无法过正常人的生活。医生使用安神的中药，如朱砂安神汤等让其服用，也未见明显效果。无奈之下，医生只好试试以恐治惊的办法：让患者家人当着患者的面敲盆打碗，制造很多声响。患者先是很害怕、烦躁，但渐渐就习以为常，不怕声响了，各种因为惊吓导致的问题也就迎刃而解。

此案例中还可以用思来治疗，如告诉患者贼喜欢悄悄偷盗，昨晚的声响其实也把贼吓坏了。或用激将法，鼓励患者勇敢面对贼偷。具体实施方法则可根据实际情况灵活设计。恐、思和喜治惊操作要领与步骤：首先，初步了解患者受惊吓的原因；检查患者身心健康情况。其次，给予患者解释，让其理解惊吓事由；鼓励、激将法壮胆；用类似惊吓进行脱敏治疗，使之习以为常。最后，用积极的方法尝试治疗，效果不佳时考虑脱敏疗法；患者不断被惊吓也可能加重病情，因此采取此类方法应格外谨慎。

三 音乐疗法

近年来，"音乐治疗"这一新鲜事物越来越多地出现在媒体以及医疗、咨询机构中，作为20世纪80年代才进入中国的新兴领域，其发展势头十分可喜。然而，在蓬勃发展的另一面，则是大众普遍存在的两大误解：第一，"音乐治疗就是听听音乐、放松心情而已"。第二，音乐治疗就是开具"音乐处方"，如果抑郁，请听音乐 A；如果焦虑，请听音乐 B 等。

当然，这些误解并不完全是错误的，如音乐的确可以让人放松心情，尤其是和气功配合起来。比如，选择一首"新世纪"音乐，尽量选择没有明显的旋律、听一遍后很难哼唱出来，又让人感到舒服的音乐。然后，选择一张舒适的椅子、沙发或床，采用一个舒服的姿势。当音乐响起的时候，闭上眼睛，深呼吸。吸气的时候，想象肺部在扩张，新鲜的氧气从肺部流向全身；呼气的时候，想象肺部在缩小，所有的压力和烦恼都一并呼了出去……这样可以给自己做一个渐进式肌肉放松，也可以就这样简单地去感受音乐……每个人听音乐前的心情、状态一定是不同的，不过，经过音乐体验，一定会体验到放松、安宁，这是不受意志控制的。那么，音乐是如何对人的体验感受产生影响的呢？其实，音乐激活副交感神经，抑制交感神经的活动，抑制肾上腺素的释放。音乐并不是从认知、意识层面对人产生影响的，而是从感受、体验的层面作用于人。从精神分析的角度来看，可以通俗地理解为，音乐中蕴含的情感会直接与人意识中的相同情感产生"共振"，"共振"之后就像是有个搭扣，音乐和意识就自动"扣上"了。于是，当治疗师将音乐的感情色彩变得积极的时候，被治疗者意识中相对应的体验也会随之变得积极，一些更复杂的音乐治疗技术便是应用了这一原理。除此之外，音乐对人的体验感受还可以影响神经体液的分泌。比如，2014 年 6 月《中华行为医学与脑科学杂志》上发表的一篇研究提示，音乐治疗通过调节前额叶及海马中 5 - 羟色胺的浓度抵消了应激刺激对于大鼠情绪的负面影响。随着科学研究的不断进步，音乐治疗的发展存在无限可能。

但是，误解是必须要消除的。音乐治疗绝不仅仅是听听音乐而已，音乐治疗在实际操作中更不是以"音乐处方"的形式存在。国外的音乐治疗师需要具备心理学、医学以及音乐背景，接受正规的训练，并且实习达规定小时数才可上岗。音乐治疗师将根据被治疗者的特征及需求的不同，选用个体或团体音乐治疗，音乐体验的形式也可选用接受式、再创造式或即兴演奏式。在治疗前后，音乐治疗师需要对每一位被治疗者进行详尽且规范的评估，并且每一次治疗都必须在长期目标、短期目标的指导下进行。因此，音乐治疗本身是一门已具有近70年历史的系统的学科，在临床应用上也执行着规范而细致的行业准则，除了最为人熟知的"听听音乐、放松心情"这一功效，其实，音乐治疗在很多领域中都能发挥巨大的作用，音乐治疗的表现甚至超越了一些传统的技术。

目前，相对成熟的应用领域包括但不限于：一是老年病与神经康复领域，如脑卒中、老年痴呆、帕金森综合征的康复；二是癌症与疼痛管理；三是临终关怀，如音乐人生故事回忆；四是妇产科的无痛分娩，以及早产儿的护理；五是特殊儿童，如患孤独症、多动症等疾病的特殊儿童的社会功能训练；六是心理咨询，包括一般心理咨询领域以及创伤处理；七是精神科，如分裂症衰退期社会功能的康复等。

医学的进步延长了人的寿命，但却未必同时提高了人的生活质量。临床上有大量的病人存在表达性或者理解性失语、认知障碍、小碎步、偏瘫甚至昏迷等症状，他们长期在生活质量基准线以下挣扎着。尤其现在脑血管意外的病人特别多，而且发病年龄越来越小，甚至 30 出头、正是家中顶梁柱的男性突然脑出血，继而偏瘫、失语，对家庭造成的打击之大可想而知。有多少个被病痛折磨的病人，背后就有多少个悲痛欲绝的家庭。幸运的是，音乐治疗的出现给了他们惊喜和希望。目前临床上音乐治疗可以为这些病人做的主要是步态训练和言语训练，并且体现出了独特的优势。

对应步态训练的技术是音乐运动治疗，音乐运动治疗对于四肢震颤、小碎步或者有一侧肢体不灵活的病人非常有效。它的原理是认为人的体内有一个内在节拍器，当外部有节拍出现时，如给以节奏听觉刺激，内部节拍器会自动和外部节拍相协调，人体就会产生一个内驱力来进行稳定的肢体运动。一般适宜采用进行曲式的音乐，如对老人经常使用《歌唱祖国》。帕金森综合征患者走路小碎步或四肢持续颤抖，当音乐治疗师弹唱"五星红旗迎风飘扬"，患者就会跟着节拍来走路，效果几乎是立竿见影的。不过，如何保持是个问题，当没有音乐治疗师的时候，他们怎么办？对于一些认知功能还比较完好的患者，日本有一项研究，尝试使他们把歌曲内化，变成心唱，这样当没有治疗师的时候，患者也能通过自己在脑子里唱歌来改善自己的步态。目前，步态训练的研究也在不断取得进展，比如会结合三维步态仪来使这项技术的科学依据更牢固。

另一项相对成熟的技术是旋律发音治疗，所对应的是言语训练。旋律发音治疗的理论假设是大脑右半球未受损区域对左半球言语中枢的功能替代，但是也有研究发现经过音乐治疗后左半球言语区域被重新激活。旋律发音治疗的第一步是"一起歌唱"，同样，一定是使用病人很熟悉或者喜欢的歌曲来进行。举个简单的

例子，一首大家都很熟悉的南斯拉夫歌曲《啊，朋友再见》："啊
朋友再见吧、再见吧、再见吧！"音乐治疗师现场吉他弹唱，患者
一开始只能偶尔哼一两个尾音，治疗师渐渐地去规范患者的发音，
待患者能够较清晰、完整地唱了之后，开始第 2 步"用歌唱回答
问题"。比如每次治疗结束告别的时候，治疗师把手举起来，患者
就会唱"再见吧"，这也是同步在恢复患者的社会功能。接着，慢
慢地帮患者去除旋律、保留节奏，最后，把节奏也去除，最终达到
用正常说话的方式。旋律发音治疗起效之快让许多医生及家人惊
讶，感叹"话不会说，歌倒是很会唱"。比如，临床上有一个脑梗
的老人，仅仅 1 个月的时间从完全不能说话到能说 40 个字。但是，
音乐治疗具体是如何对言语康复起作用的，还需要进一步研究。
临床上失语症的病人非常多，但是很多医生都坦言找不到治疗失
语症的理想方法。查阅文献发现这一领域的研究也不是很透彻，
特别是作用机制方面尚有研究空间。2020 年，中国将有 2.5 亿老
人，这喻示着老年病患者是一个庞大的群体。目前，中国一线城
市的养老院、康复医院、精神病院、综合医院已经开始配备音乐
治疗师，音乐治疗的功能已经开始逐渐获得认可，音乐治疗的前
景非常广阔。

领导干部的良好修养
与心理健康

领导干部的道德修养、思想素质高低，直接关系到党和政府的形象乃至社会主义建设事业的兴衰成败，因此要加强干部的心理素质建设，领导干部要具有良好的个人修养、健康的心理，才能进一步提高党的执政能力。本章分为培养和谐心理、完善健康人格、构建社会心理和加强廉洁自律四个部分，主要内容包括树立和谐的信念、接受过去与真相、社会风气对领导干部的监督、坚持廉洁从政提升道德等。

第一节　培养和谐心理

一　树立和谐的信念

（一）加强"三观"教育

不同的世界观、人生观、价值观，有着对人本质的不同认识，为什么许多同志能够经受起各式各样的考验，执着地追求共产主义的理想，为事业无私奉献，为人民鞠躬尽瘁？为什么有些人却经不起考验，成了利己主义、拜金主义、享乐主义的俘虏，不信马列，信鬼神。究其根本原因，都在各自的世界观、人生观、价值观上。可见，一个领导干部，要在自己的人生中永远燃起不灭的共产主义理想之火，坚定社会主义的信念，履行为人民服务的宗旨，首先就要解决好世界观、人生观、价值观这个深层次问题。

（二）破除"官本位"意识

"官本位"思想与以人为本是根本对立的，与科学发展观是背道而驰的。要破除"官本位"思想，首先，要增强领导干部的群众观念。其次，要树立科学发展观。我们的发展不能是就发展论发展，我们既要明确发展，也要明确为谁发展。"官本位"思想的发展观是为了一己之私，在这样的思想意识指导下，所谓的政绩工程、形象工程也就层出不穷。这些祸国殃民的"工程"都是"官本位"思想的直接产物。"官本位"思想指导下的发展是片面的，这样的发展必然带来无穷后患。如此，社会的和谐就无从谈起。最后，要树立依法治国与依法行政的观念。"官本位"本身对于法律是蔑视的，要树立依法治国与依法行政的理念，避免或者杜绝特权意识和特权行为。

（三）严肃党纪党规

建立健全有关制度规定，完善监督措施，拓宽监督途径，尤其是加强对领导干部"八小时"以外的监督，对领导干部参加封建迷信活动能够早发现、早制止。同时，必须加大惩处力度，坚决制止这种封建陋习的进一步发展。要将禁止领导干部参与迷信活动等内容写入相关纪律条款之中，一旦发现领导干部参与迷信活动，要按照有关规定进行严肃处理，决不姑息迁就，对发现参与封建迷信活动背后隐藏的贪污受贿等违纪违法问题，更要一查到底，使那些已经触犯党纪国法的人彻底放弃企图通过"烧香拜佛"逃避惩处的侥幸和错误想法。

二 通过自我修养实现心理和谐

心理和谐是心理健康的一种最高境界，是高尚的思想觉悟和道德修养的具体体现。

（一）筑牢精神支柱

领导干部在任何时候都必须具有远大的理想和坚定的信念，坚信社会发展的必然规律，对党的事业充满必胜的信念，加强党性锻炼，坚持用马克思主义的世界观、人生观、价值观武装头脑，坚决抵制拜金主义、享乐主义、极端个人主义，在长期实践中不断学习，不断提高，保持一种高尚的精神境界。

（二）保持宽厚之心

豁达是一种博大的胸怀、超然洒脱的态度。豁达宽容的领导干部，对别人不同的看法、思想、言论、行为等，都加以理解和尊重。豁达处世，才能被他人所理解和接受，人际关系才会协调。宽容可以维持心理健康。爱生气的人很难健康，更难长寿。一个人生气 10 分钟耗费掉的精力不亚于参加一场 3000 米赛跑，会造成血压上升、心跳加快，甚至脑出血、心脏病、心肌梗死。当人的心中产生了矛盾、冲突或者不好的情绪无法释放时，机体的内分泌功能就会失调，各种疾病就会随之而来。具备良好的心理状态，即便是得了疾病，也会在体内慢慢增长抗病能力，很快痊愈。

（三）保持平常心态

作为一名领导干部，无论环境怎样变迁，都应始终守住内心的那份恬淡从容，守住内心的平静寂寞，调整好自己的心态。一是欲望不要太强。欲望无止境，欲望越强，一旦不能得到满足，形成的反差就越大，心态就越容易失衡。二是攀比思想不能太重。如果盲目攀比，就会"人比人，气死人"。如果跟下岗工人比待遇，跟农民兄弟比收入，跟先进人物比贡献，心态就能平衡，怨气就自然消了。三是要学会忘记。什么事都要提得起、放得下，想得开、看得透。不要对过去的事耿耿于怀，过去了的事就让它过去，这样才会少去几许烦恼，心情才能舒畅。能否达到一种超然的人生境界，也是检验领导干部心态好不好的一面镜子，不妨经常照一照，看看自己的心态是否调整好了。

（四）正确对待困难挫折

坚忍的意志是解除一切困难的钥匙，它可以挖掘人们更大的潜力，战胜各种困难，可以使人们在面临大灾祸大困苦时不致覆亡。因此，保持和谐的心理，需要正确对待困难挫折，而战胜困难挫折需要有坚忍的意志。一个成功的领导者应具备的基本意志品质主要有以下几个方面。

1. 独立性

不屈服于周围人的压力，独立作出决定，执行决定。

2. 果断性

善于审时度势，能够及时做出正确的抉择，并且在深思熟虑的基础上实现这些决定。

3. 坚定性

也叫顽强性，坚持自己决定的合理性，并坚持不懈地为执行决定而努力，有明确的行动方向。

4. 自制力

掌握和支配自己行动的能力，也表现为对情绪状态的调节。

5. 耐压性

指领导干部对超常的心理压力的耐受能力。

三　保持良好的精神状态

保持良好的精神状态是心理和谐的基本要素，对于领导干部而言，面对快速变化的社会环境，应对大量复杂繁重的工作任务，如果没有良好的精神状态就谈不上保持心理健康，更谈不上心理和谐。有时候，调适和纠正固有的心理状态也许有一定的难度，但是如果能够从精神状态的改善上入手，也许能够循序渐进，进而达到心理状态的调适。

（一）乐观的情绪

面对困境，假如有积极的心态，周围所有的问题就会迎刃而解。面对繁重的工作任务，假如不是一味地抱怨，而是积极地探索工作规律，就会游刃有余。有些人曾发出这样的感慨：人生有太多的无奈。的确，每个人的一生都会有挫折，但无论什么时候，都要设法让自己保持一个好心情，因为没有什么失败是致命的，致命的只是悲观主义、怨天尤人和失去自信。

（二）豁达的态度

有句话说得好：一件事，想通了就是天堂，想不通就是地狱。有些事是否引起麻烦和烦恼，完全取决于我们怎样看待和处理它。学会不在意，就是别去钻牛角尖，别太要面子、小心眼，别把那些微不足道、鸡毛蒜皮的小事放在心上，以致耿耿于怀，日夜焦心。别过于看重名利得失，一时达不到自己追求的目标，就觉得前途暗淡，日月无光；别为一点小事就着急上火，大喊大叫，以致因小失大，后悔莫及；不要那么敏感多疑，曲解别人的意思，制造假想敌人，以致四面楚歌、坐卧不安。只要我们以一颗平常心来对待人生的追求，视党的事业重如山，看个人名利淡如水，就会逐步提高我们的心理承受能力，就会洒脱、快乐地度过自己的一生。

（三）宽广的胸怀

地球上最宽广的是草原，比草原更宽广的是宇宙，比宇宙还宽广的是人的胸怀。为什么人的胸怀最宽广，因为它能够包容一切。同志之间要做到互谅互让，互相信任，互相帮助，不能小肚鸡肠，斤斤计较，睚眦必报，更不能互相攻击，互相拆台，这样会两败俱伤，一起倒台。要经得住批评，受得住委屈，即使自己有理，也不能得理不让人，甚至咄咄逼人。

第二节　完善健康人格

一　接受过去与真相

美国人本主义心理学家罗杰斯说，一个人的人格就是这个人过去所有人生体验的总和。从这一点上讲，任何过去发生的事情都不容否定，因为否定自己经历的任何事情，就是在否认自己人格的一部分。否认自己的一部分，就会或轻或重地导致人格的分裂。并且，被否认的那一部分，绝对不会因此而消失，它只是被你压抑进潜意识而已，仍然在对你发挥影响。更糟糕的是，当它从潜意识发挥作用时，你的意识对它一无所知，于是你对它丧失了控制能力。这两种否认，都会令我们在不好的事情中越陷越深。我们本来是想摆脱这些不好的事情对自己的消极影响的，但结果适得其反，它们对我们的影响反而越来越重。

二 积极生活

《心理咨询师部落》的作者埃利斯，曾经也是心理病人。而提出"顺其自然，为所当为"这一"森田疗法"，治愈了许多心理疾病患者的日本心理学家森田正马，也是一个严重的神经症患者。部分精神烦恼或疾病的形成很重要的原因是，患者试图对已经发生的现实或内心问题做一种修改。因为没有接受事实，于是就有了问题。当用这种习惯性的错误方式继续去解决问题或试图简单地越过这个问题时，心理问题就开始真正发生了。

人们越想消除所有的症状，越想逃避苦恼，就越是适得其反。越是在这上面下功夫，就会使自己的内心冲突愈加严重，愈加苦恼。其实，这一症状就是我们自身的一部分。要想治疗症状，不仅不能抗拒症状，而且应该全盘接受，承认现实，服从现实，顺应自然。

每个人都希望不断提升自我，成为自己满意的人，成为充分发挥功能的人和自我实现的人。也就是说，一个人根据自己的特点，最好地发挥了自己。他不是在成为社会期待的角色，而是成为自己想成为和能成为的人；他清楚自己的优势和不足，扬长避短；他能听到自己的声音，而不是在别人的声音中淹没了自己。

不同的工作对于个人实现和集体合作的要求不同，对于成功的界定也相应不同，公务员工作比较强调后者。同时，集体主义文化和个人主义文化也不同，个人主义文化更强调自我实现，集体主义文化强调人在集体中的位置。由此可以看出集体主义文化下公务员，特别是领导干部队伍的人格优势，也就对应得出其需要重点关注的人格弱势部分。其需要重点保护的，是单个人自身的需求和感受。如果我们真的有某种心理不适——有的人喜欢自称"症状"，那就把这种"症状"当作自我观察的切入点，无须过分紧张，只求看清自己。

三　按自己的节奏工作和生活

有人希望自己快速融入工作环境中，希望自己的状态和行为与其他人一样。这是他在积极适应环境的尝试。可能一直都太优秀了，所以很难允许自己不优秀，太着急了，于是不小心乱了节奏。人生活在社会中，很难不受到周围其他人的影响，从众确实是所有社会中都存在的一种心理现象。所以，人们也能理解有的领导干部看到其他人富起来而内心不平衡。

但是，能理解并不代表它就是好的选择。在众人都追求某种东西时，我们必须保持清醒的头脑。因为群体的催眠力量很强大，容易引发误判和恐慌。记得有一年某省会城市特别流行旗袍，于是不管何种身材，不管何种搭配，不管何种姿态，满大街都是旗袍。不是说流行的东西就一定不能碰，而是我们的选择一定要建立在对自身条件的清醒认识上。所以，我们要能够跳出当前的情境保持更理智的判断。

所有的行业都有自己独特的"场"，"官场"也一样。在这个场中，保持内心的清醒和独立难能可贵。独立并不意味着桀骜不驯，而是稳住自己的节奏。寓言故事中乌龟和兔子赛跑的时候，乌龟之所以胜了，就是胜在把握住了自己的节奏，并且做好了输的心理准备。想象一下如果乌龟不允许自己输，一定要赶上兔子，那就悲剧了，估计它能让自己的腿绊倒。另外，有时候我们可能对周围的"场"产生误判了。如果东施不去效仿西施皱眉，而是安于成为一个知书达理的女人，没准成为众人模仿对象的，恰恰会是她。问题就在于，她"以为"大家都只喜欢西施那种类型。而大家之所以也"以为"自己只喜欢西施，其实只是因为另一个偶像没有出现而已。

很多人的心理痛苦，就出在一个"急"字上。急可能源于责任心，也可能源于成就动机太强，等等。但在生命的道路上，我们需要经常提醒自己耐心地慢慢前行。我们其实不要着急让自己的人格跟上别人的节奏，那只会让你感到焦虑，因为你永远无法知道别人的节奏是什么。你是舍弃自己而追随环境，还是允许自己放慢速度，从自身的特点中找到适应环境的有效方式呢？选择前者，你的心会像浮萍一样飘摇不定，你的幸福没有根基，无法体会到真正的满足，只会感觉更加空虚；选择后者，哪怕你的进步来得缓慢，但是来得扎实。

四 保护真实的存在感

所谓"表演型人格"，指的是个体用丰富、夸张的动作、表情来吸引人的关注，像在表演话剧一样，甚至混淆了真实和虚幻。有的人不能算是真正的表演型人格，但却有明显的表演倾向。其实，不少人在酒桌上有表演的习惯——可以不爱酒，可以对对方没有感情，但为了彰显热情，必须把他灌醉，"你要是不喝，就是看不起我"。这一套模式就像武侠片中的某种阵法一样，让很多人在阵中无法攻破对方的逻辑，只好喝完一杯再来一杯。可是，礼仪的存在，原本是为了传递对他人的尊重，现在到了酒桌上倒成了压力。我们太习惯于抛开内容去走形式了，这让形式与真实脱节，也导致很多人的双重人格。我们不禁感慨，世间有多少人在戴着面具假装开心啊！面具戴的时间长了，都忘记摘下了，忘记了对着镜子看一看自己真实的样子。忘记了什么是发自内心的笑，忘记了自己其实可以找一个安静的时刻对着合适的人放肆流泪。如果他认为灯红酒绿可以麻醉痛苦，那我想看着他的眼睛轻轻问一句：真的管用吗？

人们之所以会戴着面具生活，是因为个体基于逃避危险等原因自认为不方便表现出真实人格，所以不得不以一种和情境比较相符的人格出现。有点类似于动物界的变色龙。正所谓"八面玲珑"，"见人说人话，见鬼说鬼话"，存在即合理。这种表演型的行为，在一定情境中自然有它存在的价值——获得群体的认同。比如，一个小学生，希望获得同伴的接纳，会以各种方式刻意模仿和讨好对方，可能是一块同款式的橡皮，可能是一句赞美。可是，变色龙不会因为自己变色而感觉躯体或心理舒服，因为这是它生而具有的功能。但一个人强迫自己"八面玲珑"却一定会带来或多或少的不适。因为人只有一套真实的人格，当说的话、做的事和内心的真实不一致时，人会产生混乱感，这种对自我或他人的认知混乱被称为"认知失调"。当然，失调感的程度受一个人的人际灵活程度影响，如多血质的人灵活性最好，所以，多血质的人在人际关系中感到的失调最少；黏液质的人虽然灵活性一般，但他对人际关系持有较少的期待，所以在人际关系中感到的失调也很少；胆汁质的人原则性强，憎恨虚假，而抑郁质的人也崇尚真实，所以两者会在表里不一时感觉到更多失调。因此，我们可以观察到，基于不同的失调状态，多血质的人和黏液质的人酒后往往不容易有不良表现，胆汁质的人和抑郁质的人酒后容易失态，要么愤怒爆发，要么伤感爆棚。

有的人在向他人敬酒时说的那些溢美之词，恐怕违心的成分居多，表面上看来很多人都会称之为成熟和圆滑，甚至很多时候这种行为方式备受推崇。而面对直爽和单纯的人格时，其价值往往会遭到贬低。至于这种行为方式是否可以定义为成熟，值得商榷。格式塔心理学派认为，我们应该从整体对一个事物进行考察，而不是局部。整体不是局部的简单相加，整体大于局部。成熟也一定需要从整体上去衡量，而不是以单个特质为标尺。从这个角度说，成熟应该是人格的一种和谐状态——个体内在感觉的和谐，以及与环境相容时的和谐。就像对美的评判一样，当前认为锥子脸是美的，不少女明星毅然切掉腮帮子以示追求美的决心。倘若谁天生长了一张锥子脸，我们会赞叹她的美浑然天成。可是不少人在切出锥子脸的同时切掉了自己的特色，丧失了辨识度，让人不由为之惋惜。再拿圆滑来说，有的人圆滑得让人舒服，自己也觉得自然，我们完全可以将它作为此人成熟的证据。倘若有的人圆滑起来让人感觉做作，他自己也难受，那成熟只能是一个泡沫了。有首歌非常应景，歌名就叫《泡沫》："美丽的泡沫，虽然一刹花火。你所有承诺，虽然都太脆弱。爱本是泡沫，如果能够看破，有什么难过。"

谁不希望自己活得像自己，谁不喜欢单纯、踏实带来的满足感呢？当我们成为自己时，即便累，也只是身体累，不是心累。身体累可以很快恢复，心累恐怕就难了。国学大师季羡林在《清华园日记》中记录了读书时的生活，其中一些文字真实到有点儿像是不小心泄露了隐私的感觉。据传出版社曾经征求季老的意见要不要删掉这些。季老回答："不需要。我年轻时候不是圣人，现在也不是，未来也不是。那些都是真实的我，发表吧！"季先生的为人颇有一种超脱于世俗之外的境界。

当然，不是所有人都有条件做到如此真实，但至少我们不推崇"假人格"。因为它会产生一个要命的结果，即当"假人格"暂时完成任务时，人格的主人静下来，一种虚幻的不真实感和解离般的不存在感随即产生（就像入戏太深忘了自己是谁）。个体急于获得真实的存在感，导致可能会过分依赖某些不良刺激而类似成瘾。

试问，什么东西可以快速为你带来强烈的刺激，从而唤醒存在感？很多人会首先想到：食、色。这就是很多人在酒桌上和异性面前过分兴奋的根本原因。如果没有其他替代途径，这两方面会成为一些人成瘾的对象。其实，所有的成瘾原理都是一样的，即成瘾的对象都可以迅速给人带来一种强烈的刺激和快乐，这种快乐来得快去得也快，美得像肥皂泡一样不真实。当肥皂泡破灭的瞬间，空虚感再次将人占据。我们无法从中获得真正的救赎。这就是我们称之为"不良刺激"的原因。其实，完整地说，人类获得存在感，大约有三种途径：肉体的感知、情感的刺激以及内在自我的寻找和实现。肉体的感知主要来源于体育运动、美食、性及其他身体刺激。情感刺激主要包括亲人之爱、友谊之爱、爱人之爱，对陌生人的萍水相逢之关爱，甚至对大自然和其他动物的喜爱。内在自我的实现一般指事业带来的成就感和价值感。食和色，只是一部分。不管何种途径，人们在实现存在感时可能体会到两种层面的美好：一类如美酒一般浓烈，一类如清水一般平淡。肉体感觉、情感，或者成就，有些可浓，有些宜淡。浓淡交织，自有一番生活趣味。该浓的不浓，空虚乏味；该淡的不淡，徒增伤感。何处该浓，何处该淡，君心自有答案。

五 保护人格的完整性

每个人的个性都具有多面性。心理健康的人，其人格系统是一个由多面性组成的有机整体。人格的多面性源于生活角色的多样性，是人类适应社会的结果。比如，在长辈面前可能表现出更多顺从，在孩子面前又时而表现出权威，在爱人面前温柔浪漫，在工作中又认真严谨，等等。

正常状态下，这些不同的面是有机整合在一起的，它们不是各自独立、四分五裂的。人们会因人格的整体性而感到表里如一的统一感，感到坦荡、舒适。而人格的分裂使人表里不一，感到不自在、别扭，造成存在感的削弱甚至丧失，进一步导致人们行为的混乱，就像前面分析的一样，一部分人可能会通过各种外界刺激拼命寻找存在感，而来自外部的快乐刺激往往来去匆匆，不够持久。也有一部分人会避免这种快餐式的快乐刺激，而寻求真实的持久的快乐。

姜文和赵薇主演的电影《绿茶》讲述的是一个双重人格女子

的故事。女主角白天是一个矜持古板的大学生，晚上又变成性感不羁的钢琴演奏者。晚上那个人讲述着白天那个人的故事，称她为自己的"朋友"。白天那个人不知道晚上这个人的存在，可是很奇怪早上醒来之后屋子里的凌乱，以及为什么楼下有个男人一直等着自己，还表示认识自己。最终两人相爱，暗含着女主角在爱的保护下人格达到统一。

美国电影 *Identity* 中展示的是精神病状态下的多重人格，他们可能属于不同性别，不同年龄，不同职业，不同的长相，不同的身体健康状况，甚至有着不同的国籍，说着不同的语言。现实生活中，很少有人格会分裂到如此夸张的地步。尽管如此，不得不说，即便是精神正常的人，也或多或少存在着"多重人格"的特点——如果我们把它看作一个中性词的话。比如，说谎的时候，存在两个"我"——一个说假话的"我"和一个知道自己在说假话的"我"。有的人说假话的时候自己都信了，这时主体似乎只能意识到说假话的"我"存在，而意识不到那个更加真实的"我"的存在。这或许是很多人在特定情境下会出现的一种应激反应，但如果经常这样，那他内心一定是不快乐的。

国内很多文章都将部分领导干部的主要心理健康问题描述为"双重人格"。比如，有的人表面严肃，背后放纵；表面友好，背后算计；表面开心，背后痛苦。要问哪一面是真实的自己？哪面都是，哪面又都不完全是。有一面，更加靠近本我；另一面，则基本属于超我范畴。随着网络媒体的影响力越来越大，人们越来越多地发现部分领导干部人格的两面性，但是对其原因却不了解。其实很简单，任何人都有两面性，因为任何人都有本我和超我，两者永远不会成为同一个存在。也就是说，对于任何人来说，我们在工作中和私下里有所不同是完全可以理解的。比如，一名教师，在课堂上需要不断地说话，如果一天六节课，那么就要说四五个小时。可实际上，这名教师是一个不爱说话的人，私下里很沉默。上课讲话属于职业要求，讲话的内容属于专业范畴，讲得生动属于对职业的尊重。领导干部也是一样的，他们也是活生生的凡人。人们绝不应该期望他私下里也像上班的时候一样严肃。任何人都需要放松。有的教师白天上课越多，课后越沉默。沉默就是教师的放松方式。释放和压抑是一对大小相等方向相反的力，它们总是同时存在，保持个体内心的平衡。就像一个完好的弹簧一样，当你不对它施加任何压力时，它绝不会反弹。若你用力将其下压，它一定会反弹，而且压力越大，反弹力越大。这样就不难理解有些人私下的放纵了，那只说明他平时压抑了太多。如果我们不希望自己走向一个极端，只需要避免走向另一个极端就可以了。

荣格认为："一旦人格分裂，人的精神的完整性就会破裂，一些精神碎片会导致人格扭曲，造成某些精神疾病……"荣格精神分析的终极目标是精神的综合，而每个人自我人格修炼的目标也就是寻找本我与超我的结合途径。

捍卫生命最终的完整感。心理学家埃里克森认为，从出生到死亡，在不同的人生阶段，人们会面临不同的挑战。如果我们能顺利解决相应的问题，适应环境，就能保护自我同一性；否则，适应不良，我们就会产生同一性危机，即产生角色和身份的混乱。实际上，埃里克森本人对此体会非常深，首先，他是母亲发生婚外情时的私生子，他到青春期才知道这件事。他于是经常思考："我的存在到底合理不合理？"其次，他生活在继父的犹太家庭，而自己却是高个儿、金发、蓝眼睛，典型的非犹太人。在继父的教堂中，别人告诉他"你不是犹太人"。在学校里，小朋友又嘲笑他是"犹太人"。他于是千万次地问："我到底是不是犹太人？"第三，他生在德国，但他亲生父母都是丹麦人。第一次世界大战爆发时，他在到底拥护德国还是丹麦这个问题上，又面临两难的处境。所以，他的一生都在对抗同一性混乱。

埃里克森认为，人到了老年阶段，会需要一种生命的完整感，否则，就会失望。可以说，我们做所有的事情，最终都是为了寻求自我的功德圆满。如果一件事情让我们感到满足，那我们是幸福的。如果一件事让我们觉得难以承受，我们需要问一下自己，我必须做这件事吗？没有什么事情是规定好必须去做的。尊重当下的真实感受，给自己独处的时间，让自己有充分咀嚼、消化和吸收的机会，之后才是调整。家人、朋友都在那儿，来自他们的无条件关注也具有神奇的安神效果。如果前进的过程中感到太累了，那么，请把速度放慢一点，把自我期待降低一点，让灵魂跟得上步伐。

一个人的成功、失败、健康都与其人格特点有关。心理学的解释为，当一个人的攻击性不能有效恰当地向外释放，就会对内攻击。攻击性是一个人的本能，生来就有，随着年龄增长，人的攻击性开始社会化，如通过竞争、权力来表达。每个人身上都有这样的能量，如果这种能量不能有效向外释放，就会返回到身体，对内攻击。首先攻击到人的血管壁，导致血管壁细微破损，血管壁里类似胆固醇样的东西就渗透进去，导致动脉硬化、高血压等心脑血管疾病。国外有研究将高血压病人分成两组，一组做心理治疗，另一组不做心理治疗，结果发现，做心理治疗组的死亡率减少一半以上。《论语》中记载，孔子去看望他的学生翟羽后，说："斯人也而有斯疾也。"就是说这样的人，才会有这样的病。这是最早的身心医学记录。有一本书叫《疾病的希望》，此书从心理学角度理解疾病，研究哪个系统生病与什么样的心理状态有关，身心是相互联系的。这样我们可以理解一句话："疾病是一个人的身体在向别人述说着他内心的冲突。"我们的身体是会说话的，它无时无刻不在提醒我们。因此，罗杰斯认为，与理性相比，感觉更可靠；与头脑相比，身体更可靠。

同时，一个人成功与失败也与他的人格有关。心理学认为，一个人成功与失败是人格与社会的合谋，只有一个方面是做不到的。有的干部刚上岗时，精神抖擞，不畏困难，不受贿。当他的事业达到一个高度时，他会犯一个极其低级的错误，让他从那个高度一下子掉下来。在我们看来，他真的没有必要这样，他只要在这个位置上，一直干到退休就很好了，可是他就是犯了这样的错误。心理学认为，这是他的人格让他在这里犯错误了，当一个人事业不断往上走时，对人的心理境界的要求也越来越高。

第三节　构建社会心理

一　社会心理的监督

社会心理是一种外在的监督约束力量，通过领导者内在心理活动而产生作用，从而对领导者自我监督意识的形成和权力监督的效能实现具有十分重要的作用。

（一）社会群体心理产生的监督效应

群体是个体的共同体，个体按某个特征结合在一起，进行共同活动、相互交往，就形成了群体。群体可能建立在相同的利益、任务或是兴趣爱好基础之上，群体成员因共同的需要走到了一起。各个群体由于各自不同的价值观和利益倾向而形成该群体特有的氛围及集群心理。相反在一个"俱乐部型"群体中成员遇事相互推诿，都不愿承担责任。这种群体较为松散，没有严格的群体规范和高凝聚力，这类群体的监督效应就不明显，成员或是领导者都不愿接受严格的监督。

（二）正确引导社会群体心理

既然群体心理能通过对个体的压力形成显著的监督效应，那么就有必要对群体进行大力的正确引导，使其具有符合组织总目标的群体规范，具有良好的群体协作氛围，具有廉洁高效的工作作风。最终使得群体心理能对个体形成与实现组织目标相一致的正向压力，对群体的正向引导能起到加强对领导者监督的效应。无论是正式群体还是非正式群体都有自己的领导者，领导者对群体规范与群体心理的产生起着至关重要的作用。加强对领导者的监督有利于对群体的引导，两者是共同发展、相互促进的。

二　社会习惯和社会习俗的监督

中国是一个有着悠久历史的国度，长期的封建统治制度已经被消灭，但封建思想并没有随着制度的消灭而一起进入坟墓，其余毒还在当今社会发挥着影响。几千年来的等级观念、"官本位"思想，尤其在对官员的监督过程中以权代法、以令代法以及官位特权思想和封建纲常伦理思想的影响仍然不可忽视，我们经常会听到"刑不上大夫""父为子隐，子为父隐，直在其中矣"，就是突出的表现，当下领导者监督的社会心理基础比较脆弱，要对领导者实施有效监督。

三　社会风气对领导干部监督的影响

（一）社会风气对领导者心理的误导

当前，我国正处在改革的攻坚阶段，处在经济和社会发展的关键时期，在建立社会主义市场经济的进程中，经济和社会生活也必然会发生一系列深刻变化。这种变化不可避免地要反映到人们的思想道德领域，使一些不健康的思想道德内容侵袭到人们的社会生活中来。当我们客观地去审视当前人们的思想道德现状时，既要看到已经取得的巨大成就，也要看到仍存在的问题，看到我们所面临的挑战。当前诸如社会风气不正、伦理道德失范、不道德的行为在经济和社会生活领域仍时有所见，一部分领导道德意识淡薄，道德约束力弱化，甚至极个别的人还存在着见利忘义、贪污腐化、良知泯灭，以至于违法乱纪等行为。这些都导致了新形势下某些领导者的心理行为的偏差。

（二）加强对不正之风的治理

行业不正之风是权力资源分配不均衡的后果。一些部门利用本行业的垄断权力或行业的特殊性滥用职权，形成一种腐败的风气，引起了社会公众的不满。纠风监察就是要对这种有组织、有规模的滥用职权行为进行突击性的监督检查。纠风监察要把群众关心的热点问题作为纠风的方向，热点部门作为纠风的重点，应切实消除带有一定普遍性的滥用职权现象，稳定社会情绪，化解社会矛盾；纠风要突出效果，从深层次抓起。

四　积极倡导领导者的心理监督

（一）树立全社会的监督意识

全社会的监督意识是对领导者实施有效监督的思想基础和前提条件。它的强弱直接关系到权力监督是否坚强有力，关系到社会监督机制是否健全完善。要学习习近平总书记系列讲话精神，学好党章党规，在"两学一做"中解决好领导干部自觉接受监督的认识问题。要充分调动监督者的监督积极性，除了通过加强思想政治道德教育，还应从三个方面努力：一是要真正形成一个扶正祛邪的良好环境。要在立功受奖、职务提升、职称晋级等方面真正让勇于监督者受益。二是通过树立典型、表彰先进等形式大造舆论，创造一种勇于监督、监督光荣的氛围。三是领导干部要正确对待和妥善处理群众的监督意见，切实保护群众监督检举的权利，以增强群众监督的主动性、自信心和积极性。

（二）健全完善领导者监督软约束机制

要建立、完善党内监督软约束机制，要引导党员、干部学习党中央关于搞好党内监督的一系列论述；学习习近平总书记关于领导干部要讲政治，提高领导干部队伍素质等论述；尤其要深入学习党章及其他党规党纪，不断提高广大党员、干部接受监督的自觉性，增强监督的责任感。要加强领导者的理性修养，从理论上武装领导者，使之养成理论思维的良好习惯。理论思维弱，必然抵挡不了各种腐朽思想的侵蚀与诱惑，从理智上控制自己行为的能力弱，就会落入各种权、利、色的"陷阱"。

（三）积极营造心理监督文化氛围

1. 加强领导法规建设

健全组织法、领导干部法、领导监督法，保证各级领导机关及其领导者的全部活动在法定的范围内进行，把自上而下监督和自下而上监督、党的领导监督、国家权力机关的行政监督、群众监督和社会监督有机地结合在一起，建立完善的监督体系。

2. 加强领导自身文化心理建设

领导文化建设的根本任务，是不断激发和培养领导主体的服务意识，提高领导者素养。它包括塑造高尚的领导人格，树立高尚的领导价值观，培养良好的领导道德风范、健全的领导心理品质、高远的领导见识和高超的领导技能等。领导法规强调外在的强制制约，而领导文化则侧重影响领导主体的素质，以激发领导主体自觉地进行自我控制，这两个方面具有很好的互补性。

3. 培养领导者良好的角色意识

强化角色意识，对领导者来说，主要有两条：一是要明确自己扮演的社会角色应当具备的心理品质；二是明确自己与群众的关系。一般说来，领导者应当是"独立型"兼"服从型"的双面性格的人才。认清自己与群众的关系，对领导角色认知也非常重要，认清前者，能够增强自我修养的紧迫感，严格自律，成为名副其实的领路人；认清后者，才能摆正自己的位置，端正对待群众的态度，成为群众的贴心人。如果既能成为领路人，又是贴心人，就能够正确对待手中的权力，自觉接受人民群众的监督。

（四）充分发挥新闻媒体及网络监督作用

新闻媒体及网络监督是指利用报刊、电视、音像、互联网等大众传媒，对国家政治生活事务以及涉及公众利益的社会事务，对国家机关及其工作人员的违法乱纪行为以及各种腐败现象，表达有社会普遍性的意见，以引起社会的广泛关注，并形成代表人民大众意愿的强大舆论力量，促使国家机关对施行不当的法律、政策和活动进行修正，促使国家工作人员对违法违纪行为进行纠正，对责任人予以处罚。舆论监督是党内外监督链条上的核心部分，是反腐倡廉的重要环节，是对领导者实施心理监督的有效手段。与其他任何监督形式相比，唯有新闻网络监督最具有广泛的社会性，它可以包括社会所有阶层、组织和全体网民。此外，网络监督还具有监督方式的公开性和监督效应的快捷性等其他任何监督形式所无法比拟的突出特点。因而网络监督越来越受到世界各国政府的重视。

第四节　加强廉洁自律

一　坚持廉洁从政提升道德

（一）努力学习，加强自我改造

要树立正确的权力观，为人民掌好权、用好权。要着重解决权力是谁给的、为谁用权这两个问题。一个人走上领导岗位，获得一定的权力，是人民和组织上的信任；树立正确的利益观，全心全意为人民谋利益；树立正确的亲情观，领导干部树立什么样的亲情观应有自己的准则和信条。比如，领导干部应当给自己的亲人谋什么，给自己的子女留什么，就是非常值得深思的一个问题；树立正确的幸福观，艰苦奋斗，无私奉献。

（二）防微杜渐，加强自我约束

1. 慎独

领导干部的所作所为不可能都在组织的视线之内，很多事情广大群众和组织是听不见、看不到的，越是在自己深居独处的时候，越要检点自己、克制自己，恪守道德法律。在任何时候、任何情况下都不能存有侥幸心理，都不搞权钱交易和权色交易，要经得起诱惑，耐得住寂寞，守得住清贫。

2. 慎微

"千里之堤，溃于蚁穴。"话虽是老话，却富有哲理。廉洁自律要从一点一滴做起，腐败问题必须从细微之处预防，不能忽视小事小节。每一个党员干部都要在慎微上下功夫，违纪违规的事情再小也不能做，损人利己、损公肥私、危害群众的事情再小也不能为。

3. 慎始

拒腐防变，务必要慎始。领导干部要坚持做到，不该吃的不吃，不该拿的不拿，不该去的地方坚决不去。违纪违规的事情不能有开始，也不能搞下不为例。不法分子对领导干部权力的进攻，只要突破了第一次，就算打开了缺口；领导干部在金钱美色面前，只要迈出了第一步，就可能会越走越远、越陷越深，甚至达到一发不可收拾、不能自拔的程度。要知道有的领导干部，最初在各种诱惑面前，也曾经有拒绝的过程，但就是因为没有把握住有了第一次，思想防线被打开了缺口，最终走上了犯罪的道路。警惕了"第一次"，在廉洁与腐败、正义与邪恶的较量中，就往往能立于不败之地。

4. 慎终

善始不易，善终更难。廉洁自律贵在坚持，领导干部廉洁自律不是一朝一夕的事情，而是要坚持不懈，持之以恒。有的领导干部为党工作一辈子，却不能保持晚节。究其原因，主要是心理失衡，感到这辈子太"亏"了，企图通过勤"捞"来弥补"损失"。人生之路，行百里，半九十，一步不慎，往往会前功尽弃。

5. 慎欲

欲多则心散，心散则志衰。孔子认为，人之患，在于欲望太多，所以提出"无欲则刚"的观点。无欲的人，能刚正无畏，办事公正，心地坦然，获得精神上的快乐和健康，享受真正的人生。领导干部要节制自己的欲望，严格把握好欲望的"度"。人活在世上，有些东西我们应该得到，也能够得到；有些东西我们不该享有，也不能去攫取。制欲戒贪，历来是为官者修身做人的第一要则。欲望往往是脱缰的野马，是决堤的洪水，欲望的放纵与不节制，必然最终导致自我毁灭。领导干部要守住党纪国法这个"底线"，做到不仁之事不为，不义之财不取，不正之风不染，不法之事不干，洁身自好，干干净净做事，清清白白做人，始终保持共产党人的浩然正气与清纯的操守。

（三）加强修养，不断完善自我

领导干部廉洁从政，就是要做到检点、节俭，不贪、不占，不以权谋私。廉洁自律的核心就是"自重、自省、自警、自励",领导干部要落实廉洁从政的要求,须从以下四方面不断完善自我。

1. 自重

自重就是要注重自己的人格,严肃自己的言行,尊重自己的名声,珍惜自己的形象,认认真真做事,清清白白做人,不能在金钱面前伸手,不能在美色面前驻足。领导干部要时刻牢记自己的公仆身份,只能服务人民;要十分珍重手中的权力是人民给的,只能为人民办事。权力就是责任,权力越大,责任就越重。权力是把双刃剑,用好了,能为人民造福,为自己建功立业;用不好,会危害党和人民的事业,也会葬送自己的前途命运。领导干部必须珍重自己的人格形象,慎重使用手中的权力。

2. 自省

自省就是要经常反省自己的思想行为是否符合党和人民的利益。作为党的领导干部,必须始终重视加强道德修养,要经常反思和检点自己,养成"吾日三省吾身"的良好习惯。凡事在行动之前要首先想到党纪法规是否允许,是否符合党和人民的利益;事过之后,要认真回顾和反思哪些是对的,应该保持和发扬,哪些是错的,应该改进和纠正。例如,自己的言行有没有不符合党章和廉洁自律规定的问题,有没有不检点和铺张浪费及贪污受贿、以权谋私、损害群众利益的问题,有没有主观武断、违反民主集中制原则的问题,等等。要及时发现,及时改正。切忌自以为是,切忌一贯正确。

3. 自警

自警就是要时刻给自己敲警钟,自觉做到警钟长鸣。一是政策法规方面的警钟,时刻用党纪法规约束自己、告诫自己,不能钻政策法规的空子，不能违背党性原则，不能碰高压线。二是思想道德方面的警钟，时刻用道德约束自己，不能违背伦理道德和社会公德，要始终保持共产党员的本色，维护党的形象，做到一身正气、一尘不染。三是敲反面典型方面的警钟，要接受他人的教训，时刻警告自己，哪里是火坑，哪里有陷阱，时时处处提高警惕，不重蹈覆辙。

4. 自励

自励就是要始终保持旺盛的革命斗志，经常激励自己，鞭策自己不断进步。一是正确对待进步和成绩，不能只把成绩作为成名和升迁的资本。在思想上、工作上，要始终向高标准看齐，积极努力，奋发向上。二是要正确对待挫折，不能因为没有得到领导赏识和提拔重用或碰到了困难和问题就打退堂鼓、闹情绪，意志消沉。要增强忧患意识、公仆意识，时时想到自己的责任和使命。要用英雄模范人物激励自己，奋发向上，自强不息，始终坚持廉洁从政。

二　克服不良心理，筑牢拒腐防线

腐败是用公权谋私利的严重违规行为。在改革开放的新的历史时期，预防和惩治腐败是摆在各级党政组织面前一项迫切需要解决的重大课题。对各级领导干部而言除了严格的防范机制、强有力的监督和惩治措施，必须加强对领导干部的思想道德教育，坚持防患于未然，使领导干部在心理上树立起反腐败的自觉意识，认识并及时克服滋生腐败的不良心理，才能从根本上遏制腐败。

（一）导致腐败的不良心理

滋生腐败的不良心理概括起来主要有以下几种。

1. 从众心理

从众心理是指个体在群体压力下，在认知、判断、信念与行为等方面自愿与群体中多数人保持一致的现象，其最大的特点是行动的自愿性。现实社会中，有些干部错误地认为：大家都拿，自己不拿，就会得罪上下左右的工作关系和人际关系中的各色人物，社会风气就这样，自己如果不随波逐流就会受到孤立和排挤，职位和社会地位将不保。久而久之，也就入乡随俗、习以为常。于是乎，在这种心理暗示下，迈出了犯罪的第一步。从众心理是最普遍的导致腐败的心理。例如，厦门远华特大走私案和黑龙江省绥化卖官案，这些都是典型的从众腐败案例，尽管贪污腐败者曾经在几年、十几年里横行一时，风光一时，但是最终自己把自己送上"断头台"。

2. 侥幸心理

侥幸心理是指在客观上不允许做某种事情的情况下，为了达到某种个人目的而抱着尝试的态度去进行某种行为的投机冒险心理。有些干部仍抱着侥幸心理，谈轻避重。他们没有认识到，随着反腐败斗争的不断深入，腐败分子在党内绝无藏身之地。任何心存侥幸的腐败分子，都逃不过法纪的严惩，付出的代价是十分惨痛的。因此，领导干部要警钟长鸣，不要因一念之差，毁掉自己的前程。

3. 攀比心理

攀比心理是指通过相互攀比，以求得内心平衡感的一种心理状态。按照马斯洛的需求层次理论，攀比是人的正常需要。正确适度地进行攀比，可以挖掘自己的潜能，体验自身价值。但是片面错误的攀比，只比收入、比权力、比地位，甚至比享受，这样就导致心理不平衡。"同样是工作，为什么他们就能活得那么舒服潇洒，我就过得这么辛苦寒酸？"于是，为了补偿这种缺失，平衡自己的心理，就开始利用自身的资源——手中的权力，来收受贿赂，并一发不可收拾。

以案说理——攀比和心态失衡导致职务犯罪。湖南省某县城建局原局长谷某，索贿受贿2468万元，挪用公款20万元，行贿（曾某）7万元，2009年1月被判处有期徒刑13年。谷某犯罪的原因就是攀比和心态失衡。当时他和同学好友在郴州的一家饭店吃饭，同学是房地产大老板，资产过亿。席间，谷某感觉自己堂堂一个局长明显不如同学这个有钱人那样被重视，于是心态有些失衡，一度产生了要通过升官来体现自己的"价值"的念头。不久，他负责县里旧城改造项目，得知年底县里另外一人提拔为副县长的消息后，非常沮丧。这时，他结识了姓汪的工程老板。汪老板"开导"他说："这年头光干是不行的，干得好不如关系好，关系好不如花钱来得快，你要想做官，我可以给你穿针引线。"同时还给了他6000元。这使谷某动了心，于是他开始筹钱为升官铺路。他曾先后两次向某老板索要9万元，并把一个500万元的工程承包给了他。有了钱，他通过汪某联系了某市委原副书记、纪委书记曾某。曾某养有情妇，他无偿为其与情妇幽会提供一套房子。很快，谷某被提拔为某县政府助理调研员（享受副县级）。不久，曾某被省纪委"双规"，交代出了谷某的违法犯罪行为。

4. 交易心理

交易心理也称之为"商品买卖心理"。将手中的权力当成受贿的筹码，错误地认为"为他人办事接受报酬理所当然、天经地义"。在"我帮他的忙，他应感谢我"的图报心理作用下，把组织给予的权力当成自己的私有财产，把职责范围内应该承办的事情与按"劳"取"酬"画等号，私欲恶性膨胀，他们不择手段利用职务之便进行权钱交易，收取丰厚的物质回报。

以案说理——收取"关照费"被判 7 年。52 岁的韩某在担任浙江某市交通局局长期间（2002～2005 年），多次在浙江某交通（集团）工程有限公司承接高速公路工程中，为该公司在质量检查、工程款支付等方面提供关照，三次非法收受该公司工程负责人沈某所送财物，共计人民币 10 万元。同时，韩某又为某市公路局路桥工程处在承接高速公路工程中提供类似关照，四次非法收受该第一工程队队长毛某所送财物，共计人民币 10 万元、澳门币 5000 元、美元 2000 元。浙江省宁波市北仑区人民法院以受贿罪，判处被告人韩某有期徒刑 7 年，并处没收财产 5 万元。

（二）滋生腐败的不良心理及成因

1. 腐败行为产生的心理机制

腐败心理的形成，既不是与生俱来、后天无法改变，也不是完全由客观环境决定。外因是条件，内因是基础，构成腐败行为的心理往往不是单一的，是几种不良心理的综合。腐败行为主体滥用职权与外部刺激如金钱、美色等结合起来，才会发生权钱交易、权色交易等。

2. 腐败心理的形成与人格缺陷

腐败者人格缺陷与道德退化，抵御不了物欲的引诱。这样的人是一个人格不完善、道德不完整、内心极度空虚的人，更是一个世界观、人生观和价值观与其所扮演的社会角色和所处的社会地位不协调的人，是一个由于再社会化的失败而世界观、人生观和价值观扭曲的人。

以案说理——忽视了人格的再社会化。人的社会化是一个人不断地提升自我、适应社会、适应经济社会发展的重要途径。腐败活动的产生，其中一个很重要的原因，就是忽视了人格的再社会化。再社会化的失败，最终导致了腐败的产生，这是腐败者人格缺陷的一个重要表现形式，也是形成腐败活动的一个重要原因。

河北省原省委书记的秘书李某利用权力大肆收受贿赂，被依法判处死刑。当回忆起自己走向堕落的历程时，他后悔不已地说道："我之所以会有今天的下场，主要在于自己的思想和信念没能跟上社会发展的潮流，没能与时俱进，死抱陈腐落后的官本位思想，认为有了大权就有了一切，走到哪里都是鲜花、美酒、笑脸和恭维。"李某走向毁灭的历程，恰恰表明了其没能随着社会的发展进步而随时地自我学习、自我改造、自我提升，没能很好地实现自我的再社会化，没能很好地提升自己的世界观、人生观和价值观，不能做到自我与社会的适应。

3. 心理失衡催生腐败

导致干部产生腐败心理的最重要的原因之一就是心理失衡，这种心理失衡的表现形式主要有以下几种。

（1）亏欠不平心态

工资是党员干部收入的主要来源，当前大多数领导干部的工资不高，生活较为清苦，由此，少数人便滋生出一种亏欠心态。有的将自己与经商者、有钱人相比，感到自己付出的多，回报的少，得不偿失。有的"退一步"与过去的同事同学比，觉得他们的能力、水平、文化都不如自己，工作也不比自己辛苦，但经济收入却比自己高，生活比自己富裕，心态难平。当这种亏欠心态发展到一定程度，表现在领导干部思想道德层面上的权、法、利和义的天平发生倾斜，其行为就自觉不自觉地偏离了党性原则和道德准则，演变为以权谋私、违法乱纪的腐败行径。

（2）权力至上心态

有些领导干部随着职务的升迁，权力的增大，头上"桂冠"的增多，便滋生出权力至上心态，骄奢淫逸起来。绝大多数都是抱着权力至上的心态，自认为只要有权便可通天，从而放松了自我的学习改造，自毁思想道德防线，无视党纪法规，听不进批评意见，脱离群众，拒绝监督，最终造成恶果。

（三）领导干部要筑牢拒腐防变的心理防线

党的十九大报告强调指出："人民群众最痛恨腐败现象，腐败是我们党面临的最大威胁。只有以反腐败永远在路上的坚韧和执着，深化标本兼治，保证干部清正、政府清廉、政治清明，才能跳出历史周期率，确保党和国家长治久安。"这充分体现了我们党对反腐倡廉形势的深刻认识和对反腐倡廉规律的准确把握，为我们进一步做好新形势下的反腐倡廉工作指明了方向。因此，高度重视领导干部的心理和思想健康，对于反腐倡廉建设具有重要意义。

1. 预防腐败，领导干部要自己做好

领导干部要始终坚持以科学理论武装头脑，提高党性修养，对马克思主义、共产主义、社会主义理论和理想信仰，要认真学习，深刻领会，不能让西方堕落腐化、声色犬马的"资产阶级享乐主义"思想有可乘之机。牢固树立正确的世界观、人生观、价值观、权力观、地位观、利益观，做到自重、自省、自警、自励。把做好党的干部，忠诚党的事业和信仰，加强自身修养，为人民大众服务作为自己终生的大事，做到"一个党员一面旗帜"，维护好党的形象，在廉洁奉公，为国家殚精竭虑，为百姓呕心沥血中实现自己的人生价值。

2. 廉洁从政，领导干部要管住自己

党的干部也和普通人一样，欲望与生俱来，人人都有。广大党员干部们要时时处处提醒自己：要廉洁从政，管住自己，"手莫伸，伸手必被捉"。不提醒，就会松懈，就会忘记，就会犯错。坚持清廉高洁，就要时时提醒自己管住自己的欲望、控制贪欲，不要做欲望的奴隶。看透贪欲的危害性，要把腐败会给自己带来身败名裂的道理想透。要及早地觉悟、想透，知道腐败带来的绝不仅仅是金钱、权力、美色，而且还有法律的制裁乃至家破人亡，要自觉地远离腐败。做人如果不能控制自己的欲望，最终会丧失自我，被欲望所驱役，误入歧途。

三　加强廉洁自律，把好"四关"

（一）坚持为党为民，把好权力关

如何正确对待和使用权力，是党员干部面临的最经常、最严峻的考验。凡领导者都拥有一定的权力。权力，本身是中性的，并无善恶之分。领导者如果把权力看成是人民赋予的，要运用权力为人民做事情、谋利益，那么权力就是促进社会文明的工具；领导者如果利用手中的权力牟取私利，权力就发生了变异，成为贪婪者牟取私利的工具。因此，"权"的心理误区一般表现为不能正确地看待权力，把权力看成是牟取私利、满足私欲的手段或工具，即以权谋私。

（二）坚持不贪不占，把好金钱关

在市场经济条件下，如何对待金钱，是检验一名党员干部党性纯洁与否的试金石。领导干部，在金钱和物质利益面前，做到不义之财，分文不取。"钱"和"权"一样，它本身也是中性的，并无善恶之分。问题在于怎么用？什么人去用？有了钱可以做很多事情，从这个意义上说，没有钱，就等于缺少物质条件，什么事情也干不成。但是，在现实生活中，钱能叫人任意地去享受，也会在享受的同时把人吞没。有的领导干部之所以陷入"钱"的心理误区，就是对钱不能正确地认识，以各种非法手段，肆无忌惮地敛财、贪赃枉法。

（三）坚持自警自律，把好美色关

各级领导干部要始终把生活正派、情趣健康作为一条重要的人生准则来遵循，提升自己的精神境界，珍重自己，珍爱家庭，珍惜生活，带头遵守社会公德、职业道德、家庭美德，永葆共产党员的浩然正气和革命本色。

以案说理——对"色"的心理表现。有的领导干部人格的腐化源于道德观的分崩离析。有的领导者由于追求腐朽糜烂的生活，其结果不仅挡不住金钱和物质的诱惑，而且拜倒在"石榴裙"下，陷入色的心理误区。其实，一些"美色"之所以投入某个领导者的怀抱，她们主要是看中了某个领导者手中的"权力"，并利用"权力"为她们的经济诉求铺路搭桥。湖南省某钢铁总公司总经理宋某就是被金钱和美色拖下水的，在他那里，金钱、美色都成了玩弄于股掌之间的欲望魔方。他在位时，两个少妇因他权倾一方而投怀送抱，他则利用权力为她们的经济诉求铺路搭桥。宋某涉嫌 39 次收受贿赂 310 万元，并不完全如他所说的那样，是为了"养老"留条后路，还在于为了在有生之年能够具有足够的"养妍"的经济实力。可见，追求腐朽糜烂的生活，就必然陷入"色"的心理误区。

（四）坚持公平公正，把好人情关

人不是生活在真空里，每个人都有自己的社会关系，但是没有原则的人情关系，不合理的"江湖义气"，最终是毁了"人情"，害人害己。作为党的干部，心中要牢记宗旨，重的是对工作的激情和对人民群众的感情，讲的是公平正义和社会正气。领导干部与普通人一样，也会有各种亲情和友情，要正确处理好自己手中的权力与人情的关系，做到情为民系，不能利用手中的权力为自己的亲属、子女谋取利益，自己每做出一件事情，都要想一想是不是公平，是不是为群众谋取利益。

参考文献

[1] 成刚：《情商与生产率：给管理者的心理课》，上海社会科学院出版社，2018。

[2] 高存友、任秋生、甘景梨：《心理压力与调控》，九州出版社，2018。

[3] 穆臣刚：《心理学与情绪控制》，天地出版社，2018。

[4] 吕莹璐、陆雅君：《心理健康与自我成长》，苏州大学出版社，2018。

[5] 王极盛：《健康心理与幸福心理研究》，四川科学技术出版社，2018。

[6] 毕红艳、赵倩：《积极心理健康教育》，河南科学技术出版社，2017。

[7] 刘忠昌：《与领导干部谈修身》，河北人民出版社，2017。

[8] 胡月星：《领导心理》，研究出版社，2017。

[9] 马利军、柳维、张曲：《人际关系与沟通》，暨南大学出版社，2017。

[10] 刘世宏、高湘萍、徐欣颖：《心理评估与诊断》，上海教育出版社，2017。

［11］ 陈慧君：《积极心理的力量》，华中科技大学出版社，2017。

［12］ 赵红艳：《领导干部团队心理训练理论与实务》人民出版社，2016。

［13］ 王晓刚：《大学生心理危机预防与干预标准化体系研究》，浙江工商大学出版社，2016。

［14］ 赵铉、任瑞珍、王孝乾：《心理与健康》，电子科技大学出版社，2016。

［15］ 鄈爱红：《干部廉洁自律必读》，东方出版社，2016。

［16］ 周学君、李权超：《基层部队心理服务工作指南》，人民军医出版社，2015。

［17］ 文轩：《卡耐基：人际关系学全集》，花山文艺出版社，2015。

［18］ 李红政、谢玉茹：《心理健康促进》，人民军医出版社，2014。

［19］ 赵广娜：《领导干部健康枕边书》，金盾出版社，2014。

［20］ 何琪：《心理调适》，上海人民出版社，2014。

［21］ 阮建芳：《情绪与健康》，同心出版社，2013。

［22］ 朱艳丽：《情绪表达、文化与心理健康》，南开大学出版社，2013。

［23］ 曾文洁：《公务员心理健康与维护》，湖南教育出版社，2012。

［24］ 高敬：《领导干部核心能力提升》，国家行政学院出版社，2012。

［25］ 翟玉峰：《领导干部要读点心理学》，新世界出版社，2012。

［26］ 张伟、齐蕊：《职场心理调节手册》，中国经济出版社，2012。

［27］ 江作舟、刘平、彭云：《心理健康教育讲课指南》，蓝天出版社，2011。

［28］ 马毅娜、邰剑编：《领导干部心理健康与科学减压》，九州出版社，2011。

［29］ 燕国材、刘振中：《领导干部心理健康讲座》，中国友谊出版公司，2010。

［30］ 伍志明：《中青年领导干部的基本素质》，《北京石油管理干部学院学报》2006 年第 1 期，第 39～41 页。

［31］ 姚艳红：《对提高领导干部心理管理能力重要性的两点思考》，《中共乌鲁木齐市委党校学报》2012 年第 3 期，第 62～64 页。

［32］ 袁方、王璞、谷向东：《领导干部心理健康与工作压力状况分析与对策》，《中国人力资源开发》2012 年第 2 期，第 57～62 页。

［33］ 徐国庆：《论提高领导干部心理素质加强党的执行能力建设》，《管理观察》2013 年第 18 期，第 10～11 页。

［34］ 周矩：《危机事件中领导干部的心理干预》，《重庆行政（公共论坛）》2016 年第 5 期，第 69～70 页。

［35］ 李应福：《基层领导干部压力及其心理调适》，《祖国》2016 年第 17 期，第 287 页。

［36］ 王楠：《浅析领导干部心理健康问题》，《才智》2016 年第 15 期，第 243 页。

［37］ 王晓琴：《不断强化新常态下领导干部责任担当的能力素质》，《改革与开放》2017 年第 17 期，第 7～8 页。

［38］ 马彦涛、朱洪波：《培育高素质领导干部的“四重标准”》，《党政论坛》2017 年第 11 期，第 44～46 页。

［39］ 彭丽丽：《领导干部需要加强廉政心理建设》，《南方论刊》2017 年第 11 期，第 50～52 页。

［37］ 潘琳：《基层领导干部心理状态及其管理》，《人力资源管理》2017 年第 5 期，第 28～29 页。

［40］ 居新生：《提升领导干部能力素质浅议》，《国防》2017 年第
8 期，第 60 ~ 61 页。

［41］ 李中亮：《领导干部心理健康测评现状、问题与对策研究》，
《中国考试》2018 年第 12 期，第 56 ~ 62 页。

［42］ 卓玛：《加强心理健康 重视压力管理——关于领导干部心理健
康与压力调适的思考》，《新丝路（下旬）》2018 年第 11 期。

［43］ 单松：《领导干部心理健康问题成因及对策探析》，《中共太
原市委党校学报》2018 年第 6 期，第 40 ~ 41、53 页。

［44］ 苏曼丽：《新形势下党政领导干部的心理素质研究》，《中国
领导科学》2018 年第 4 期，第 58 ~ 61 页。

［45］ 王文静：《新时代领导干部风险治理能力的内涵、价值与提
升进路》，《领导科学》2019 年第 18 期，第 26 ~ 29 页。

［46］ 占金云：《战略思维能力：领导干部必备的素质和能力》，
《改革与开放》2019 年第 14 期，第 62 ~ 64 页。

［47］ 陈惠琴：《提高领导干部素质研究》，《办公室业务》2019 年
第 12 期，第 23、33 页。

［48］ 郑艾春：《论领导干部的领导素质及提升路径》，《领导科学
论坛》2019 年第 9 期，第 45 ~ 49 页。

后　记

目前，在我国社会发展和进步的过程中，人们的生活水平和工作状况在逐渐地改善，而在这样的情况下，越来越多的人意识到心理能力提升的重要性。不论是学习期间，还是工作之后，心理素质的培养对于社会中人群来说都有着非常重要的促进作用。作为直接面对群众、直面问题焦点的领导干部，要想更好地服务群众，更需要提升个人的心理素质。想要提升心理素质，首先需要积极地挖掘内心的良好品质，保证能够把自我荣誉感与良好心理素质相互结合，充分地利用自己内心的积极性，带动社会集体的发展和进步，这也是我国社会改革和创新发展的基本保障。

本书共七章。第一章为领导干部的心理健康，主要包括心理健康概述、领导干部心理健康的重要性、领导干部的心理健康问题、领导干部心理健康的培养等内容，具体由张小梨负责；第二章为领导干部心理健康的测定与调适，主要包括领导干部心理健康的界定与标准、领导干部心理健康自测、领导干部心理问题的调适方法、领导干部应对重大事件的心理能力等内容，具体由张小梨负责；第三章为领导干部的压力与心理健康，主要包括压力与心理健康、领导干部的压力分析、领导干部的压力调适等内容，具体由龚建华负责；第四章为领导干部的情绪与心理健康，主要包括情绪与心理健康、领导干部的负面情绪与调适、领导干部积极情绪的培养等内容，具体由刘书含负责；第五章为领导干部的人际关系与心理健康，主要包括人际关系与心理健康、领导干部的社会角色与人际关系的特殊性、领导干部良好的人际关系的构建等内容，具体由金玲负责；第六章为领导干部的健康行为与心理障碍，主要包括行为健康与领导干部健康行为的养成、掌握健康知识与体育锻炼、领导干部的心理障碍辨别与调控、领导干部心理危机干预能力提升、心理健康调节的中医方法等内容，具体由杨华负责；第七章为领导干部的良好修养与心理健康，主要包括培养和谐心理、完善健康人格、构建社会心理、加强廉洁自律等内容，具体由徐晓迪负责。在本书的编写过程中得到了学校教务处谢卫红、陈艳阳、林永森、张英等的大力支持，在此表示感谢，

同时，为了确保研究内容的丰富性和多样性，在写作过程中参考了大量理论与研究文献，在此向涉及的专家学者们表示衷心的感谢。

最后，限于作者水平有不足，加之时间仓促，本书难免存在一些疏漏，在此，恳请同行专家和读者朋友批评指正！

图书在版编目（CIP）数据

领导干部心理能力提升 / 中共深圳市委党校编著
. -- 北京：社会科学文献出版社，2020.11（2023.8 重印）
ISBN 978 - 7 - 5201 - 7494 - 7

Ⅰ.①领⋯ Ⅱ.①中⋯ Ⅲ.①领导人员 – 心理健康 – 研究 Ⅳ.①R395.6

中国版本图书馆 CIP 数据核字（2020）第 204120 号

领导干部心理能力提升

编 著／中共深圳市委党校

出 版 人／冀祥德
组稿编辑／丁 凡
责任编辑／连凌云
责任印制／王京美

出 版／社会科学文献出版社·城市和绿色发展分社（010）59367143
地址：北京市北三环中路甲 29 号院华龙大厦 邮编：100029
网址：www. ssap. com. cn
发 行／社会科学文献出版社（010）59367028
印 装／唐山玺诚印务有限公司

规 格／开 本：787mm × 1092mm 1/16
印 张：19.25 字 数：224 千字
版 次／2020 年 11 月第 1 版 2023 年 8 月第 6 次印刷
书 号／ISBN 978 - 7 - 5201 - 7494 - 7
定 价／78.00 元

读者服务电话：4008918866